世の中はどんどん
進化しているのに、
歯みがきはなぜか
ずっと、歯ブラシ1本。

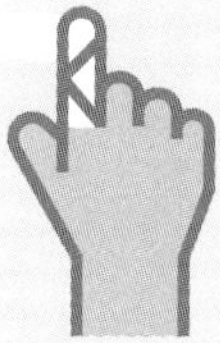

平均寿命は年々延びていて、人生100年時代もすぐそこまで近づいています。

そうなれば当然、歯を長もちさせる必要がでてきます。

一方で、欧米化・近代化した食事は虫歯の大きな原因に。

また、現代人はあごが細くなり、その分、歯並びが悪くなっているため、歯みがきは難しくなっています。


今まで以上に長く歯を健康に保たなければいけないのに、歯の状態は悪くなっているということです。

それなのに、歯のお手入れは相変わらず
歯ブラシ1本。
それで100歳まで、歯を健康に保てるでしょうか？

日本歯科医師会などが、高齢になってもできるだけ
多くの歯を残すための啓発活動を行ってきたことで、
以前よりも1日の歯みがき回数は増えています。

しかし、それによって新たな問題がでてきました。
目的に合わない誤った歯みがきにより、
多くの人が歯と歯ぐきを傷めてしまっているのです。
そんな歯みがきは「毒」でしかありません。

強くみがいたからといって、汚れがよく落ちるわけではありません。
むしろ、毛先でうまくかき出せないので、汚れは残ったまま。

歯についているぬめり汚れは、キッチンやお風呂などの
排水溝についているヌメヌメと同じ細菌の塊《かたまり》。
そんな汚れが口の中で増殖していき、
やがては体内に侵入して、さまざまな病気を引き起こします。
ときには死にいたる病気も引き起こすのですから、
口内の汚れもまた、「毒」だといえるでしょう。

そんな歯みがきにおける「毒」を同時に解消するのが、毒出し歯みがき。

歯ブラシをほうきとするなら、ガーゼはモップ。
ガーゼのやわらかな編み目が、面で汚れをとらえ
しつこいぬめりも、やさしくからめとります。

強い刺激は増加している口腔がんを誘因しますが、
毒出し歯みがきなら、口内に不要な刺激を与えません。
唾液腺を刺激することで、近年増えている
ドライマウスの改善にも役立ちます。

さらに、口臭予防に**「舌みがき」**、唾液分泌に**「指みがき」**。
必要なケアを取り入れれば、あなたの口は
100歳になってもきっと元気に働いてくれるでしょう。

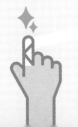

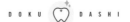

毒出し歯みがきはなぜすごいのか？

毒出し歯みがきは、やわらかいガーゼ（ベストは不織布《ふしょくふ》ガーゼ）を使って歯のぬめり汚れや食べカスなどをふきとる歯みがき法です。ポイントは、自分の指を使うために力加減がしやすく、歯を傷つけないこと。**多くの人にありがちなゴシゴシみがきは、実はほとんどの汚れ＝「毒」を落とせていません。そればかりか、過剰な力が加わるオーバーブラッシングとなり、「歯ぐき下がり」や歯の根元が虫歯になる「根面《こんめん》う蝕《しょく》」の原因となってしまいます**（54ページ）。また、ガーゼが面で汚れをからめとるため、歯の輪郭に沿ってみがくだけで、しっかりと汚れを落とすことができます。ほかにもさまざまなメリットがいっぱいの、歯と健康を守る新時代のメソッドです。

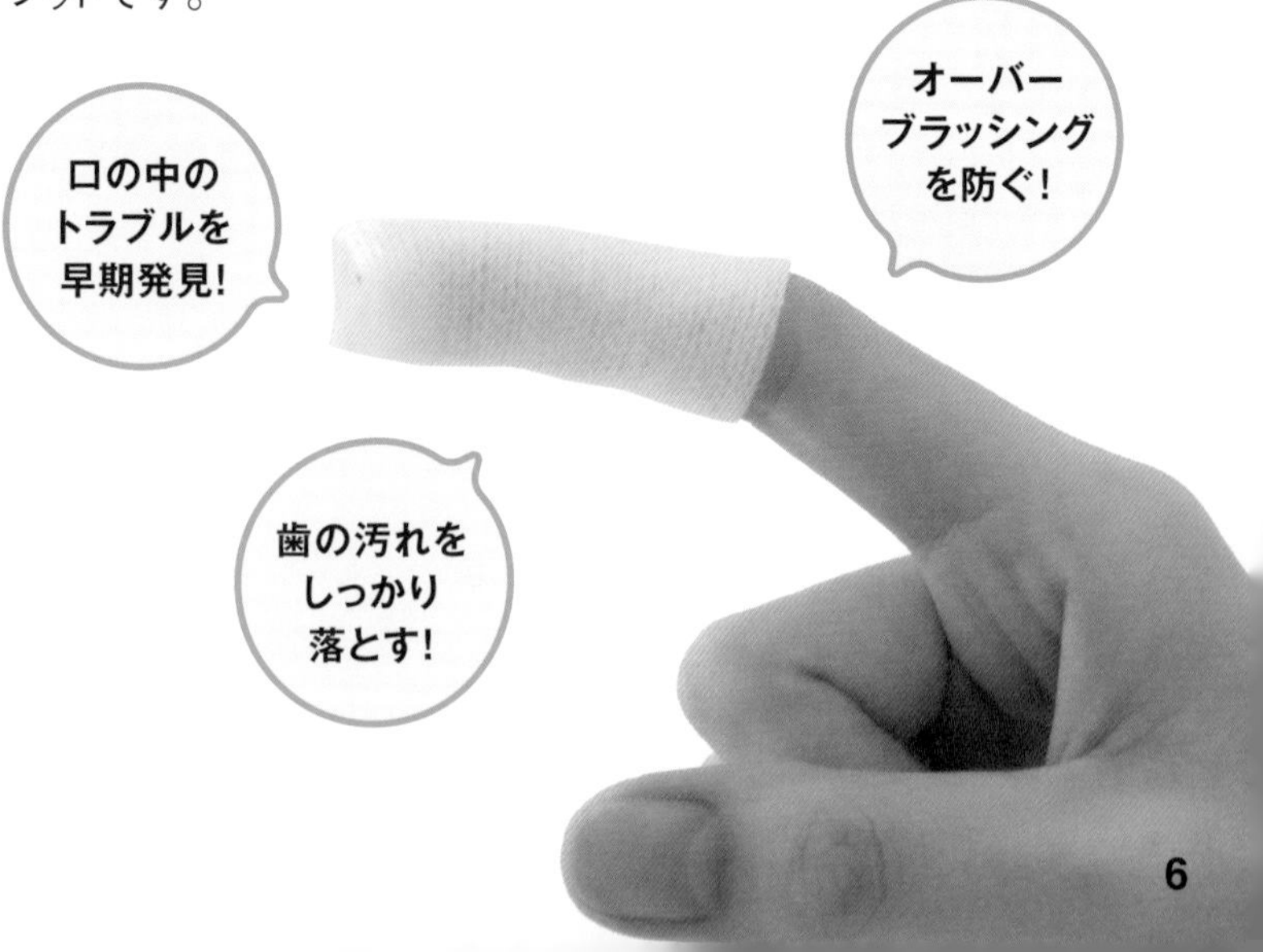
オーバーブラッシングを防ぐ！
口の中のトラブルを早期発見！
歯の汚れをしっかり落とす！

いつでもどこでもできる簡単さも魅力!

使用するガーゼは、人さし指の第一関節が隠れる程度で十分。小分けに切って持ち歩けば、いつでもどこでもケアできます。ウェットティッシュやティッシュ、紙ナプキンなどでもOK! この手軽さも毒出し歯みがきの魅力です。

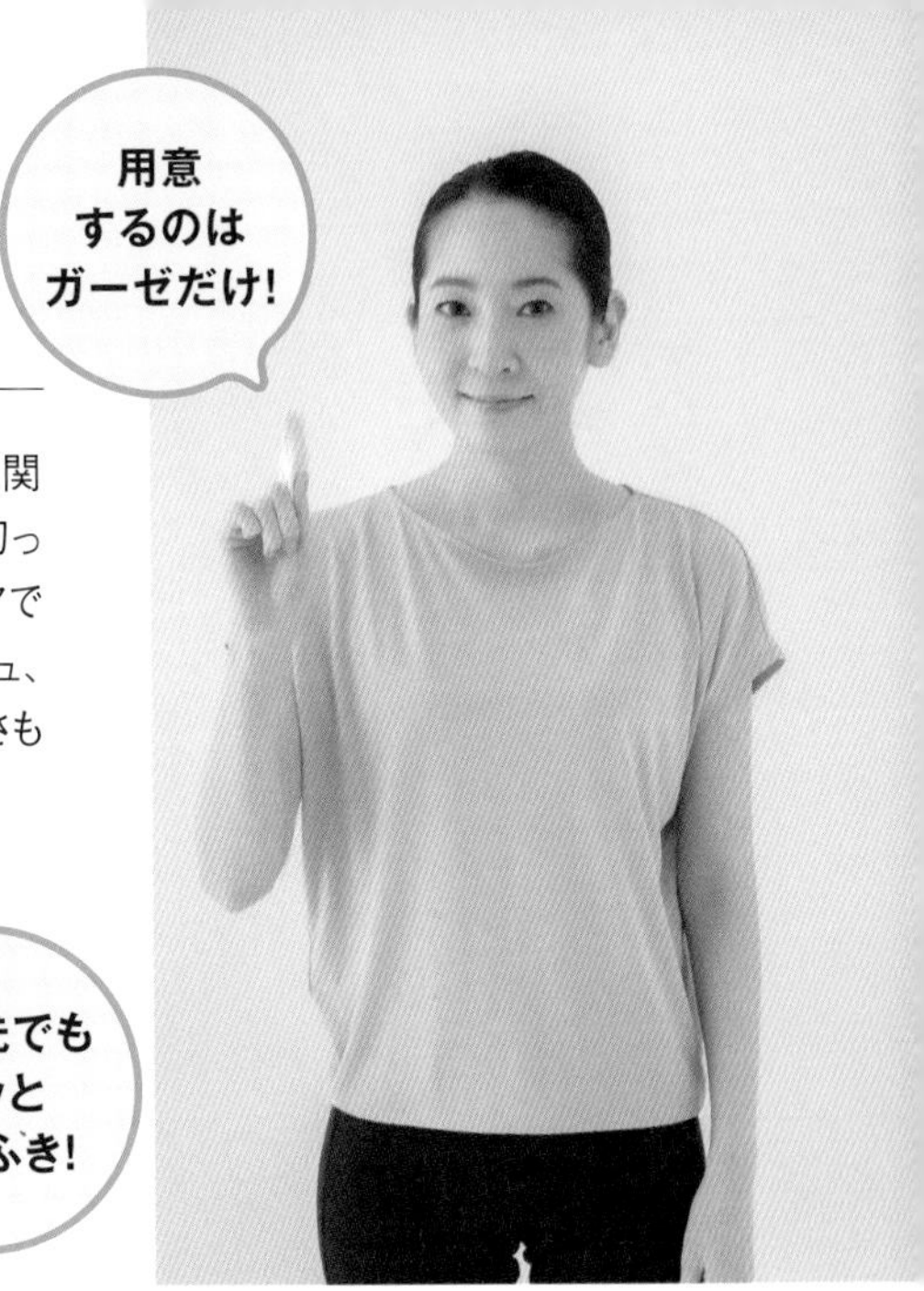

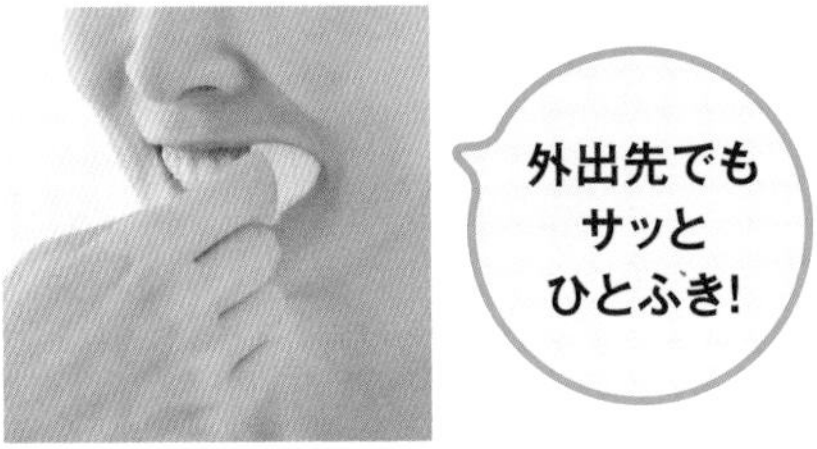

口内の「毒」を落とせば体も健康になる!

右の図は、歯周病と関係のある全身の病気です（85ページ）。認知症、心筋梗塞、糖尿病、動脈硬化、肥満、誤嚥《ごえん》性肺炎、そしてがん。毒出し歯みがきで口の中の毒を出せば、体も健康になるのです。

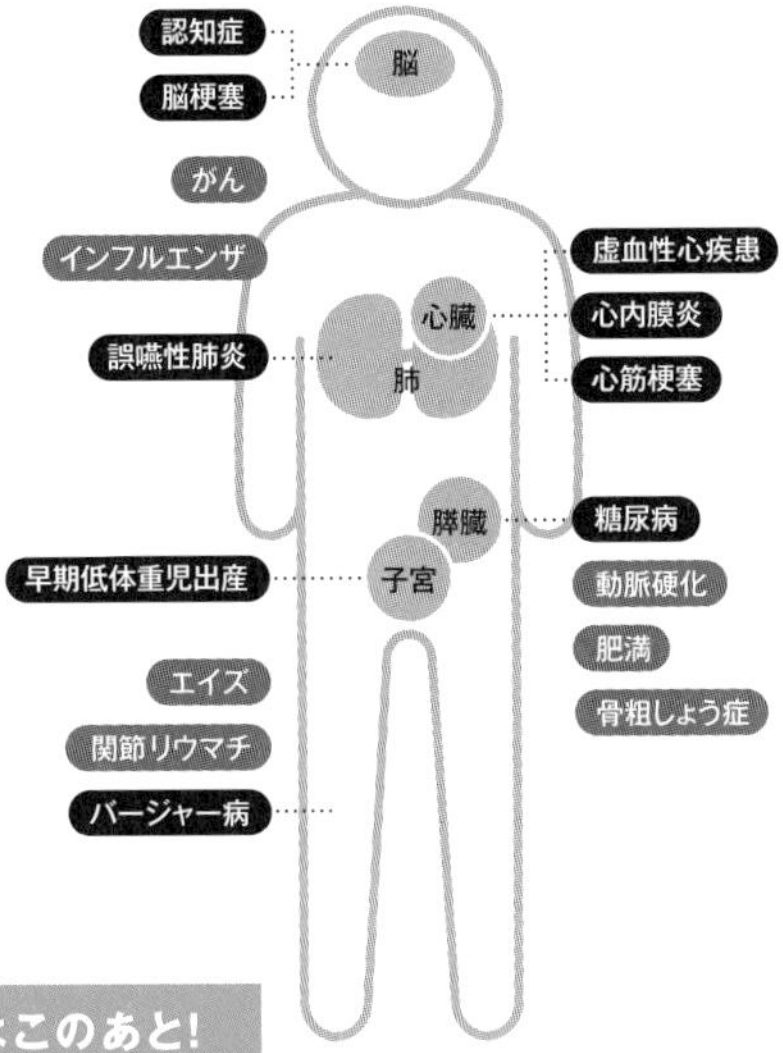

毒出し歯みがきのすごい効果はこのあと!

歯ブラシがほうきならガーゼはモップ

ネバネバ汚れに強い毒出し歯みがき

「毒出し歯みがき」の大きなメリットのひとつは、簡単に汚れが落とせることです。**線でしか汚れが落とせない歯ブラシはいわばほうきですが、広い範囲の汚れを面で落とすガーゼはモップや雑巾。汚れがこびりついた歯もふくだけでピカピカに！**

実際に行った試験でも、それが裏づけられました。朝、ふだん通り歯みがきをしてもらった被験者に「毒出し歯みがき」をしてもらい、その前後で歯に残っているプラーク（歯垢《しこう》）を測定。どれだけみがき残しがあるかを調査しました。すると平均約86％だったみがき残しが約45％に減りました。「毒出し歯みがき」は歯ブラシよりも平均※48％もみがき残しが減らせるのです。この際、「毒出し歯みがき」の細かい指導はしていません。ふだんの歯みがきのようにガーゼでふくだけで、しっかり汚れが落とせるのです。

もちろん、歯並びが悪い場所など、線のケアである歯ブラシのほうが上手に汚れを落とせる場所もあります。**線のケアの歯ブラシと、面のケアのガーゼを上手に組み合わせていけば、今より簡単に、そしてきれいに歯のお手入れができるといえるでしょう。**

※毒出し歯みがき前のパーセンテージから毒出し歯みがき後のパーセンテージを引き、毒出し歯みがき前のパーセンテージで割って算出。

[ガーゼは面で汚れをからめとる]

歯ブラシとガーゼ、1回こするだけで、汚れの落ち方にはこんなに大きな差があります。プラークのようなネバネバ汚れを落とすのに、どちらが適しているかは一目瞭然ですね。

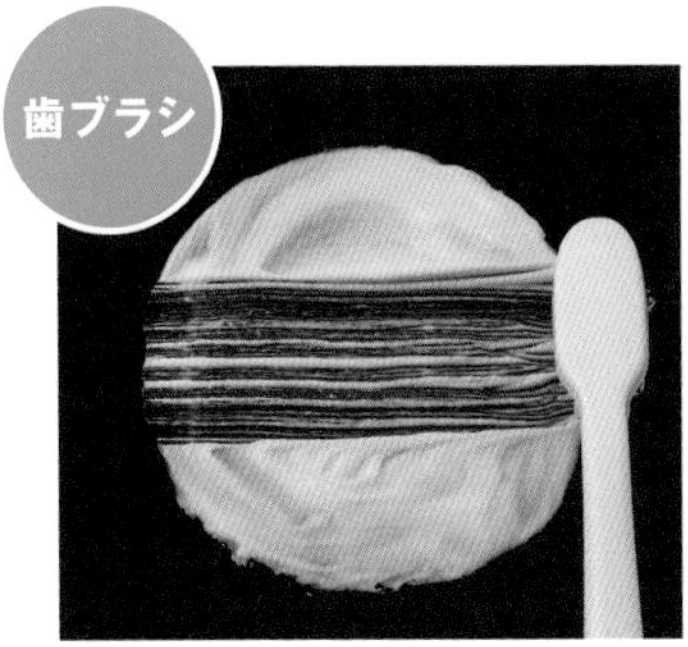

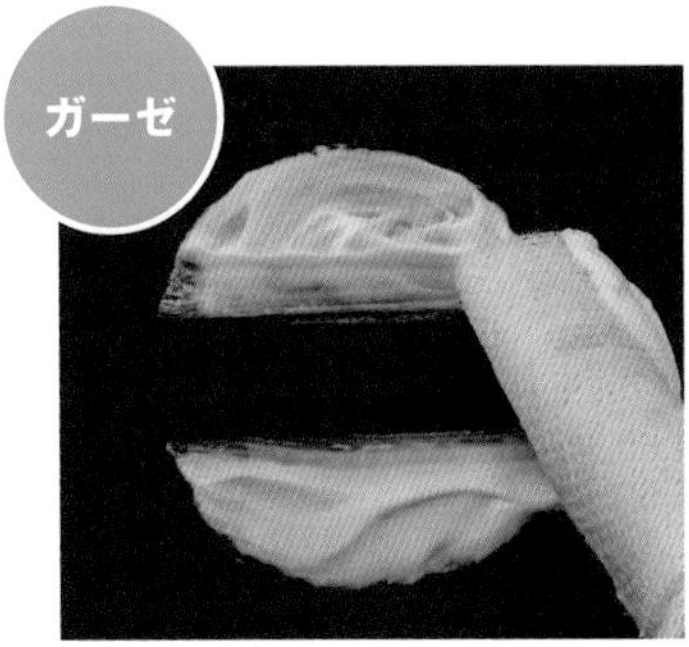

[平均約48%のプラーク減少率]

	毒出し歯みがき前	毒出し歯みがき後	プラーク減少率
Aさん	78%	49%	37%
Bさん	93%	78%	16%
Cさん	95%	55%	42%
Dさん	96%	52%	46%
Eさん	86%	28%	67%
Fさん	96%	58%	39%
Gさん	90%	21%	77%
Hさん	85%	51%	40%
Iさん	82%	38%	53%
Jさん	72%	35%	51%
Kさん	76%	32%	57%
平均	86%	45%	48%

※「不織布ガーゼを用いた指歯磨きの有用性に関する研究」照山裕子ら

のすごい効果！」

虫歯を予防する！

虫歯の原因は、歯に付着したプラーク。本書の執筆にあたり、事前に行った実験では、「毒出し歯みがき」は歯ブラシと同等以上にみがき残しが少ないことがわかりました（9ページ）。また、歯ぐきへのダメージを減らすことで、歯の喪失につながる「根面う蝕」も予防できます。

オーバーブラッシングを防ぐ！

歯ブラシをグーで握っている人は力いっぱい歯をみがきすぎ。本書で繰り返しお話ししますが、ゴシゴシみがきにはマイナスしかありません。「毒出し歯みがき」ならオーバーブラッシングを防げるだけでなく、その際の力加減を歯ブラシに応用することができるようになります。

歯周病を遠ざける！

歯周病は、歯と歯ぐきの間で繁殖した細菌が、炎症を起こす病気です。残念ながら、一旦罹患《りかん》してしまうとなかなか根治しません。ただし、毒出し歯みがきで口内環境そのものを整えることにより、予防効果や、さらなる歯周病の進行を食い止められることが期待できます。

口臭を予防・改善！

「毒出し歯みがき」で自然に口内の唾液腺を刺激することで、唾液の分泌が促されます。その結果、唾液の自浄作用などによって、口臭を予防・改善することができます。朝一番の「舌みがき」で口臭の原因となる舌苔《ぜったい》を取り除けば、さらに高い効果が期待できます。

毒出し歯みがき

インフルエンザ予防！

口腔ケアは、インフルエンザの予防にもつながります。口内の悪玉菌の中には、インフルエンザウイルスの侵入を助ける酵素を出すものがあるからです。「毒出し歯みがき」で、悪玉菌をたっぷり含んだプラークをしっかり取り除きましょう。「毒出しうがい」を同時に行えば、さらに効果的。

ドライマウスを改善する！

唾液には強い殺菌力があり、口内の悪玉菌に作用するほか、発がん性物質の毒を抑える働きまであります。そんな唾液の分泌が減り、口内が渇くドライマウスは健康を大きく損ないます。「毒出し歯みがき」で唾液の分泌を促しましょう。「指みがき」も行うことで、さらに効果が高まります。

誤嚥性肺炎を予防！

肺炎の約７割は、飲食物や唾液とともに悪い菌が肺に入る「誤嚥」に関係しているといわれています。毒出し歯みがきや毒出しうがいで口内を清潔に保ち、「指みがき」で唾液の分泌を促しましょう。そうすることで、たとえ誤嚥しても肺炎にかかるリスクが減らせます。

口腔がんなどを早期発見！

「毒出し歯みがき」の際には、鏡を見ながら行ってください。しこり、できもの、傷、色が異なる部分……。それらは口腔がんなどへつながるサインかもしれません。指を使い、よく見ることで口内への関心が高まり、重大な病気を早期発見できる点も、「毒出し歯みがき」のメリットです。

毒出し歯みがきプラスα
用途別の「みがき」と「うがい」

外出先で便利!

30ページへ

簡単版 毒出し歯みがき

ていねいさより手軽さを重視。細かいことは気にせずに、いつでもどこでも、汚れたらサッとふきとる。紙ナプキンやティッシュでもかまいません。

こんなときに!

- 何か飲食したらすぐ
- 外出時

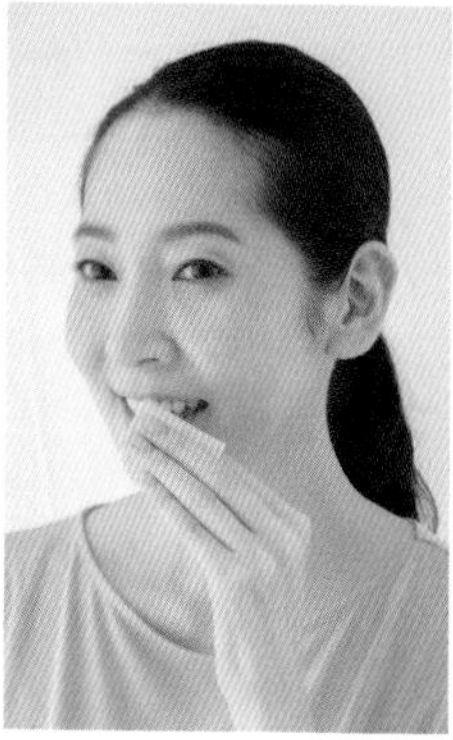

悪臭の原因を断つ!

32ページへ

舌みがき

周りを不快にさせるいやな口臭。その一番の原因は、舌に付着した舌苔です。これを取り除くには、実はやわらかいガーゼが最適なのです。

こんなときに!

- 臭いが強いものの飲食後
- 朝起きてすぐ

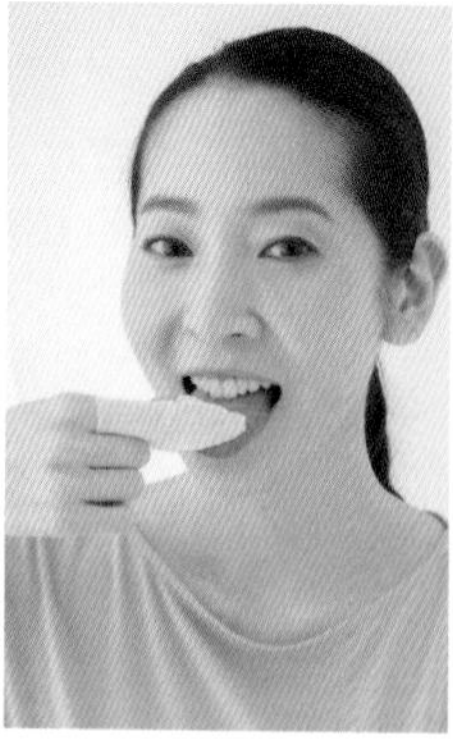

ドライマウスに効果大!

34ページへ

指みがき

歯ぐきや頬の内側を指でマッサージ。唾液腺が刺激されてドライマウスの改善が期待できるうえに、アンチエイジングにも役立ちます。

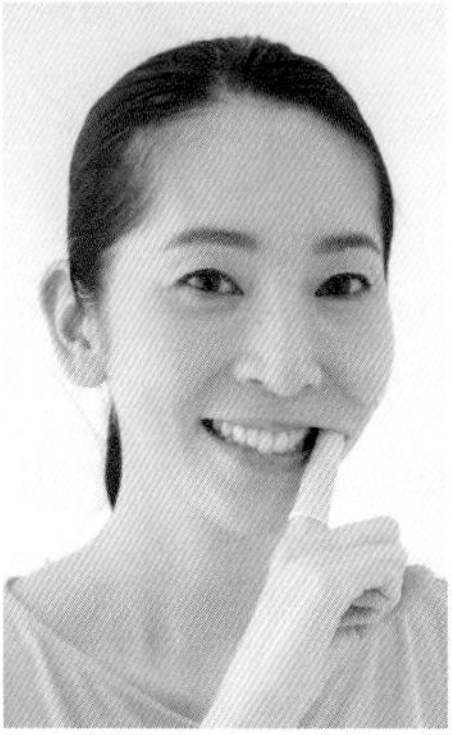

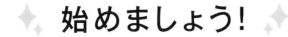

こんなときに!

疲れているときに

口が渇くときに

強い水流で洗い流す!

38ページへ

毒出しうがい

少量の水を勢いよく、高速で動かすことで食べカスを洗い流す毒出しうがい。プラーク落としに効果的な毒出し歯みがきと、ぜひセットで。

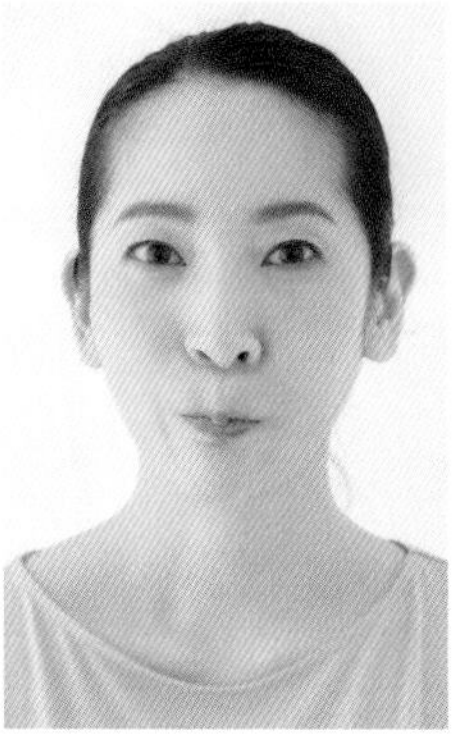

こんなときに!

4種のみがき後

さあ、毒出し歯みがきを始めましょう!

2週間のモニターテストでも証明

毒出し歯みがきで口内環境が改善!

4名のモニターに2週間、毒出し歯みがきを行ってもらい、その前後の歯と歯ぐきの健康状態を計測しました。たった2週間でもしっかりと効果がでて、さらにモニター全員が「歯がツルツルになった」「口がネバつかない」など、毒出し歯みがきを続けていきたいと答えています。

[この検査でわかること]

歯の健康	虫歯菌	口内にいる虫歯菌の活発度をチェック(平均37)。
歯の健康	酸性度	酸性度のスコア値が高いと虫歯リスクが高くなる(平均43)。
歯の健康	緩衝能《かんしょうのう》	酸に対する抵抗力のレベル。低いと虫歯リスクが高くなる(平均36)。
歯ぐきの健康	白血球	口内に炎症があると高くなる。高いと歯周病の可能性あり(平均49)。
歯ぐきの健康	たんぱく質	歯周病菌が口内に多くいて、歯肉に出血や炎症があると高くなる(平均43)。
口腔清潔度	アンモニア	口の中の細菌数が多いとアンモニアのスコア値が高くなる(平均53)。

使ったのはコレ!

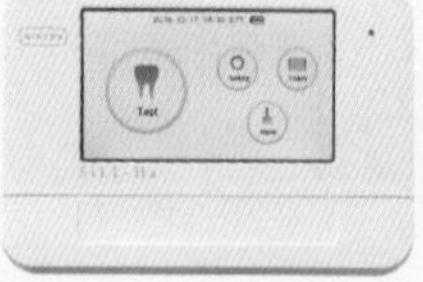

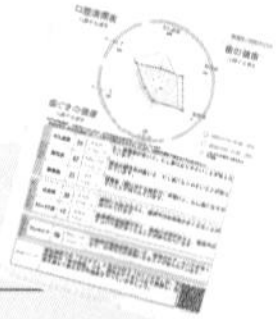

唾液検査用装置 SiLL-Ha

歯と歯ぐきの健康状態や口臭を数値で知ることができる「唾液検査用装置 SiLL-Ha」。患者の口腔衛生意識を高めるために導入する歯科が増えています。

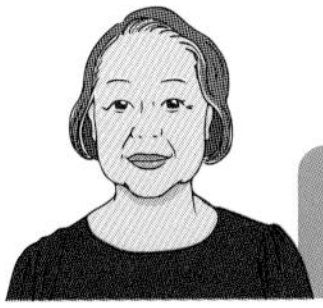

田中佳子さん（女性/72歳）の結果

「歯みがきは熱心にしてきましたが、歯科では力が強すぎると指摘されていました。毒出し歯みがきに替えたら、時々感じていた歯ぐきの痛みもなくなり、友人に歯が白くなったといわれ、よろこんでいます」

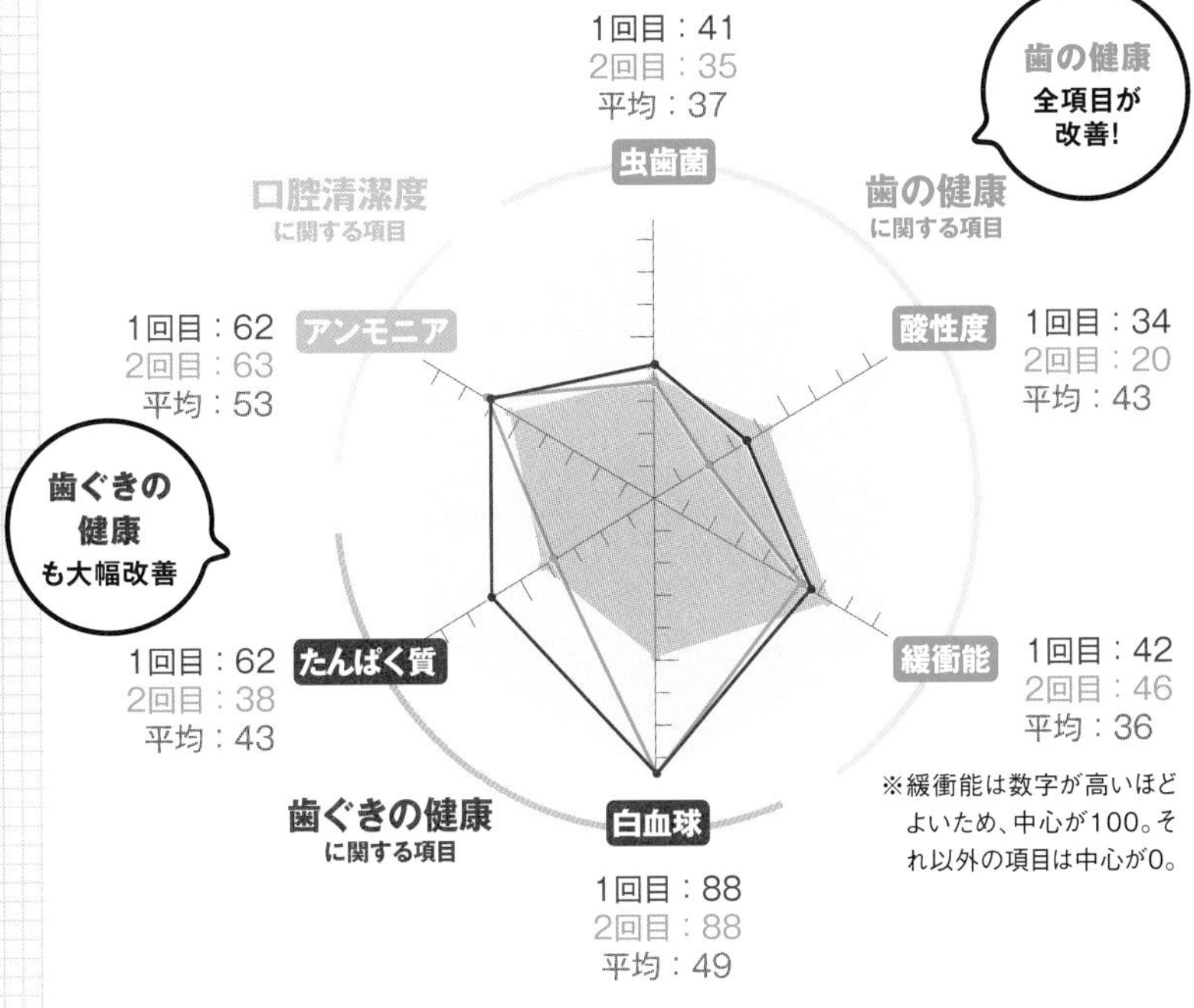

※緩衝能は数字が高いほどよいため、中心が100。それ以外の項目は中心が0。

照山先生コメント

「酸に対する抵抗力が高くなる一方で、酸性度は低くなったので、歯を傷めるリスクがグッと低くなりました。虫歯菌レベルもたんぱく質も低くなっているのは、歯の汚れがしっかり落ちている証拠。依然、白血球が高いのは八重歯により口内を傷つけている可能性がありますのでご注意を」

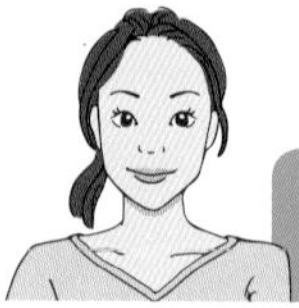

Yさん（女性/47歳）の結果

「1回目で口臭が高めだったのがショック!　毒出し歯みがきとあわせて毎朝舌みがきをしていたのがよかったのか、下がってうれしいです。虫歯菌の数値も下がり、続けたいと思いました」

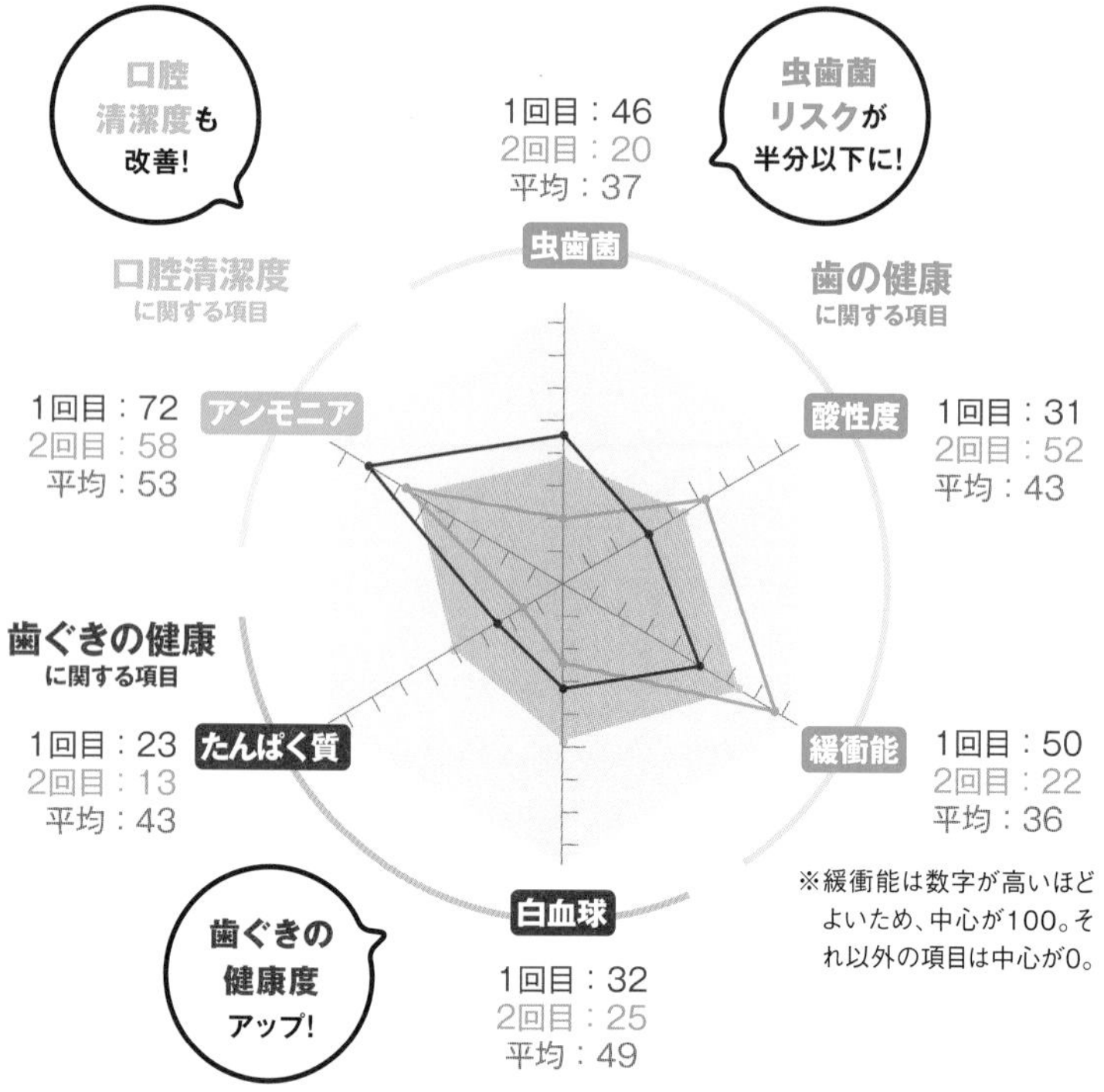

照山先生コメント

「虫歯菌リスクとアンモニア数値が大きく改善しましたね。酸性度が上がり、緩衝能が下がってしまったのは、風邪で鼻づまりをして口を開いて寝てしまい、唾液量が減ったことが原因と考えられます。口内環境自体はよくなっているので、鼻づまりが治ればアンモニア数値ももう少し下がるはずです」

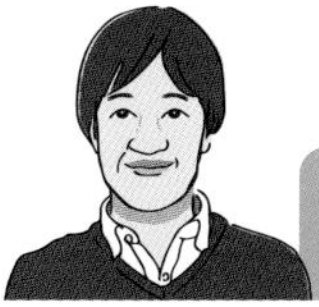

伊大知崇之さん（男性/50歳）の感想

「ふだんどうしても歯垢《しこう》が残ってしまう場所があるのですが、毒出し歯みがき後はしっかり落ちスッキリしました。続けるうちに唾液がよくでるようになったのも実感しました。舌みがきも習慣になり、パートナーからも口臭が気にならなくなったといわれ、効果に驚いています」

照山先生コメント

「口の中がスッキリしたという実感が強いのは、ご本人がいうように、みがき残しがなくなった影響と考えられます。唾液の分泌も増えてきたので、今後もますます口内環境の改善が期待できます。ぜひ続けていきましょう」

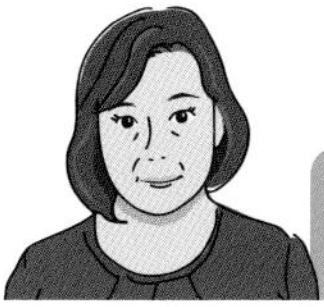

Hさん（女性/57歳）の感想

「歯ぐきがしまって、いい状態になった気がします。自分で歯が白くなったと感じますし、触るとわかるくらい歯がツルツルになり、全体的に口がスッキリしてきて気持ちがいいです。出かけた先でもサッとふくだけでよいので、歯ブラシよりも手軽ですね」

照山先生コメント

「口の中が渇きやすくなる更年期は、口内環境が悪くなりがち。歯ぐきもしまってきたというのは、口内環境が改善されたあらわれですね。自分で気持ちよく感じるのはとてもよいことです」

第1章

口の中の「汚れ＝毒」をきれいに落とす！
「毒出し歯みがき」のやり方　23

第2章

ぬめり汚れをきれいに落としみがきすぎを防ぐ「毒出し歯みがき」で歯の毒出し　47

第3章

フロスやガーゼ綿棒などで歯周病を遠ざける「歯間ケア」で歯ぐきの毒出し　75

第5章

唾液の分泌を促しドライマウスを解消

「指みがき」で仕上げの毒出し

第6章

義歯のケア、要介護者・乳幼児・災害時のケアまで幅広く活躍 「毒出し歯みがき」はこんなシーンでも使える　147

第1章

口の中の「汚れ＝毒」をきれいに落とす!

「毒出し歯みがき」のやり方

「誰でも」「簡単に」できる

毒出し歯みがき

こんなときに!

食後や寝る前に

食事をして口の中に残った食べカスは、時間とともにプラーク（歯垢《しこう》）と呼ばれる細菌の塊《かたまり》から、カチカチの歯石へと変わっていきます。実はこのような口の中の汚れは、さまざまな病気の原因となる、まさに「毒」。

一方で、日本人は歯みがきがあまり上手ではありません。汚れが残るだけでなく、強すぎるブラッシングで歯と歯ぐきを傷つけているケースも少なくないのです。

そこで考えたのが、ガーゼを使った「毒出し歯みがき」です。**サッとふくだけでガーゼの繊維が汚れをキャッチ。ネバネバして歯にこびりつくプラークをきれいにふきとりながら、歯にもやさしいのが特長です。**歯ブラシが苦手な人でも口内が劇的にスッキリします。

[用途に合わせた「みがき」と「うがい」]

簡単版 毒出し歯みがき ⇨ 30ページ

外食後や濃い色の飲み物を飲んだあとなどに手軽にできる簡単版。

毒出し歯みがき

しっかり汚れを落としたい食後やお休み前などにおすすめの定番みがき。

指みがき ⇨ 34ページ

唾液の分泌を促したりアンチエイジングにも役立つプラスのケア。

舌みがき ⇨ 32ページ

口臭予防に効果を発揮。臭いがでやすい起床時などにおすすめです。

みがきにプラスするケア

＋ 毒出しうがい ⇨ 38ページ

みがきのあとは洗浄力の高い高速うがいを。

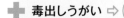

[毒出し歯みがきの準備はガーゼを指に巻くだけ!]

ポイント

指がカーブするから
歯ブラシよりも
歯にフィット!

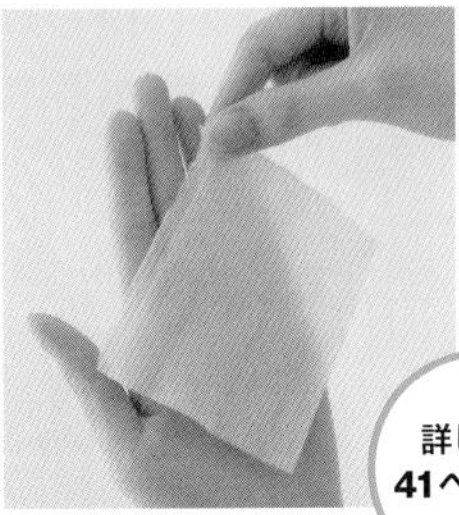

ガーゼを指に巻く

適度な大きさに切ったガーゼを人さし指に巻きます。

詳しくは
41ページへ

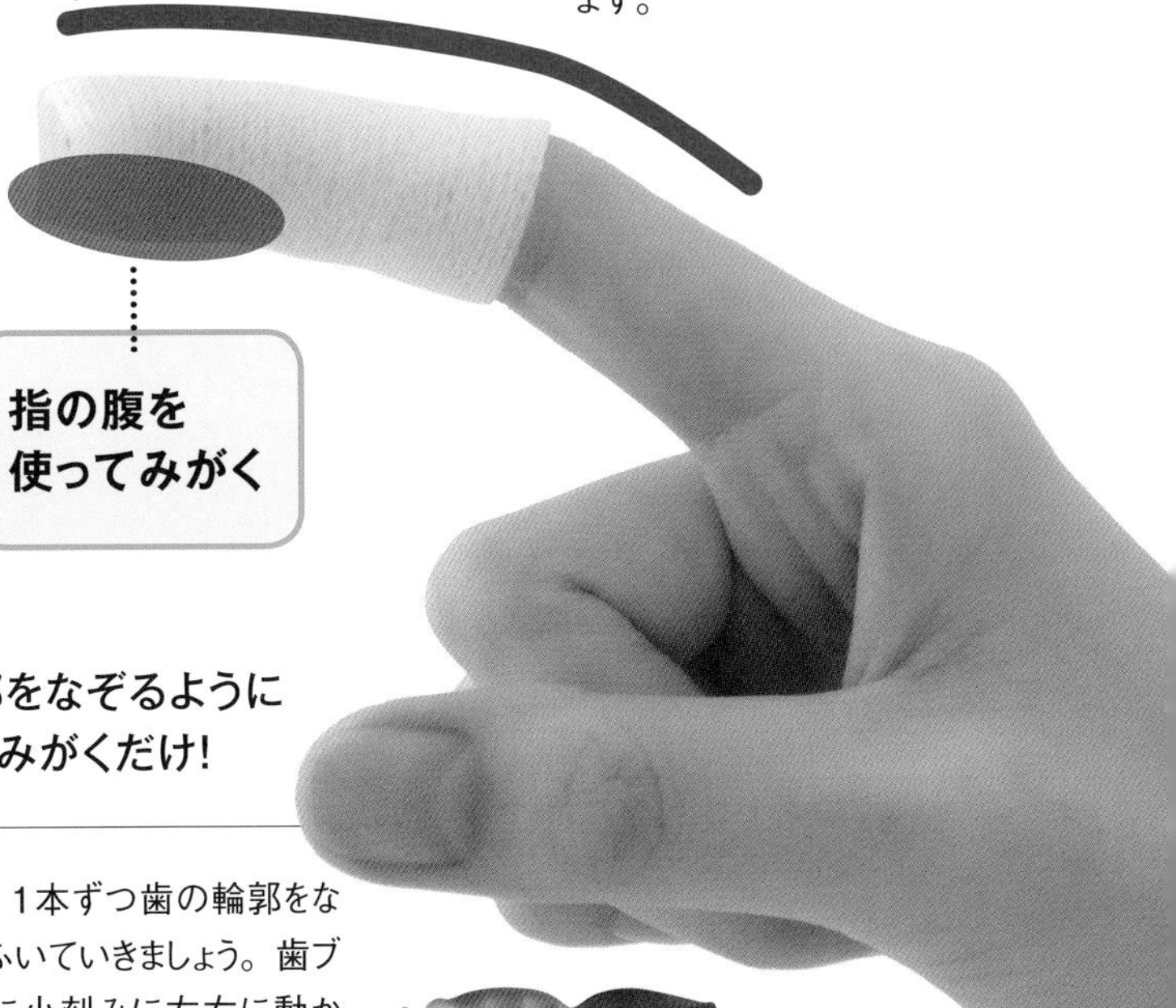

指の腹を
使ってみがく

歯の輪郭をなぞるように1本ずつみがくだけ!

指の腹で、1本ずつ歯の輪郭をなぞるようにふいていきましょう。歯ブラシのように小刻みに左右に動かしながらふいてもかまいませんが、歯の輪郭をなぞる、つまり歯と歯の間をふきとることを忘れずに。

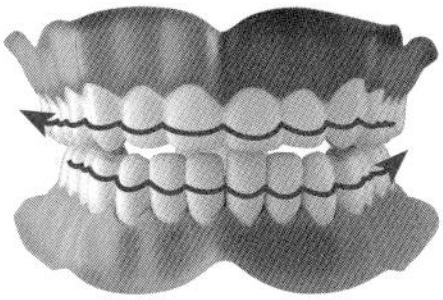

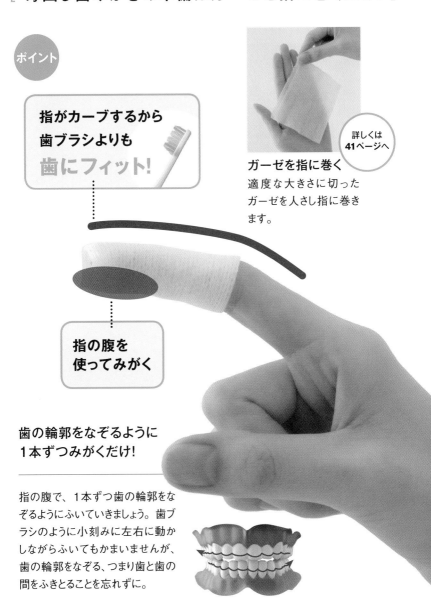

STEP 1 歯の表をみがく

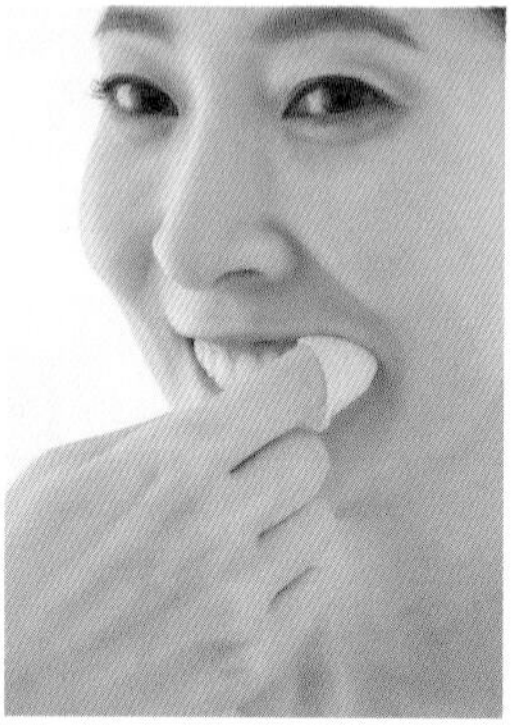

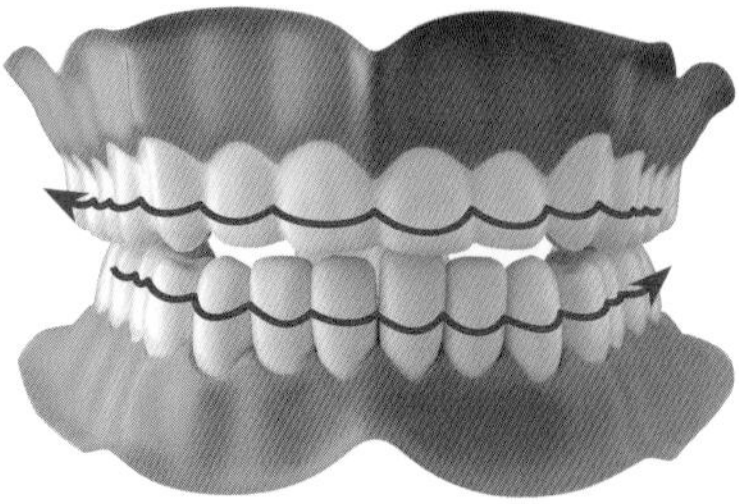

右手で行う場合、上の歯を左の奥歯からみがきます。右奥歯までみがいたらそのまま指を下の歯におろし、右奥歯から左奥歯までみがきます。前歯などみがきにくいところは指を上に向けるなど、やりやすい方法で行ってください。

STEP 2 歯の裏をみがく

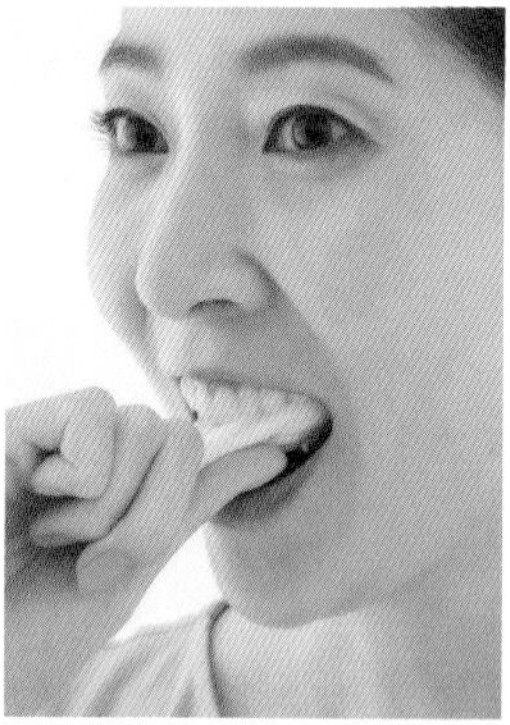

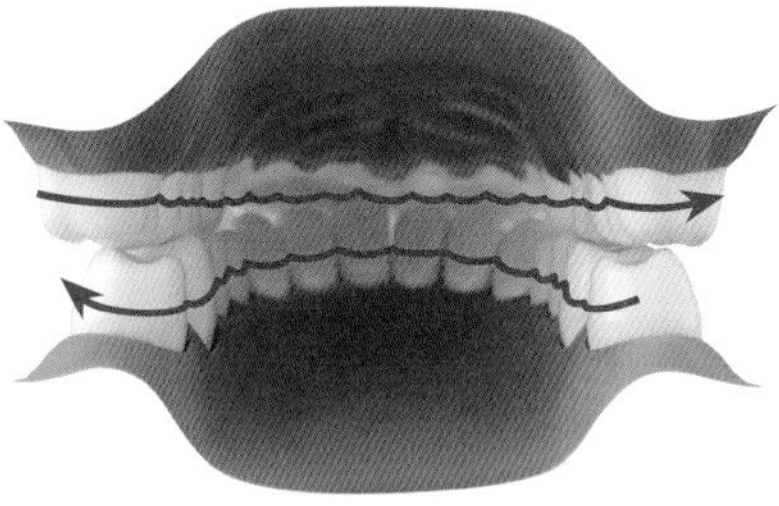

歯の表面同様に、左奥の上の歯からみがきはじめ、右奥歯までみがいたら下の歯へ。右奥歯から左奥歯までみがきます。前歯や利き手側の奥歯がみがきづらいので、指を上や斜めに向けるなど、みがきやすい方法で。

STEP 3 噛み合わせ部分をみがく

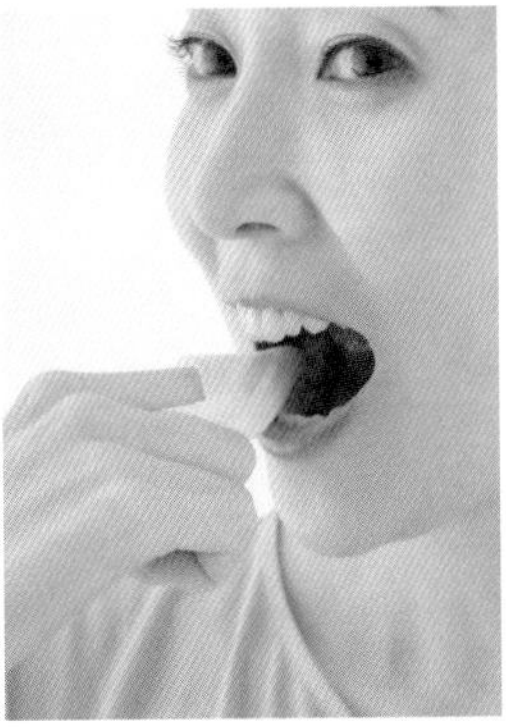

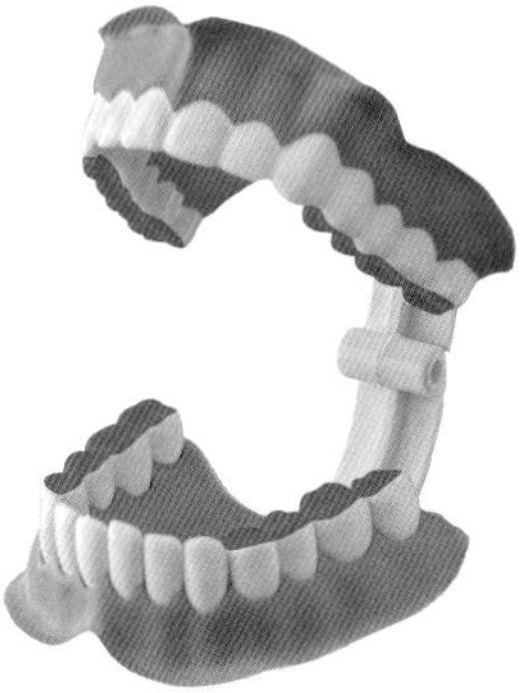

上下奥歯の噛《か》み合わせ部分（ものを噛む部分）をみがきます。左奥の上下をみがいたら、右奥の上下を。指先でくぼみの中もみがきましょう。大人になるとこの部分が新しく虫歯になることは少ないので、神経質にならなくても大丈夫。

STEP 4 奥歯の奥をみがく

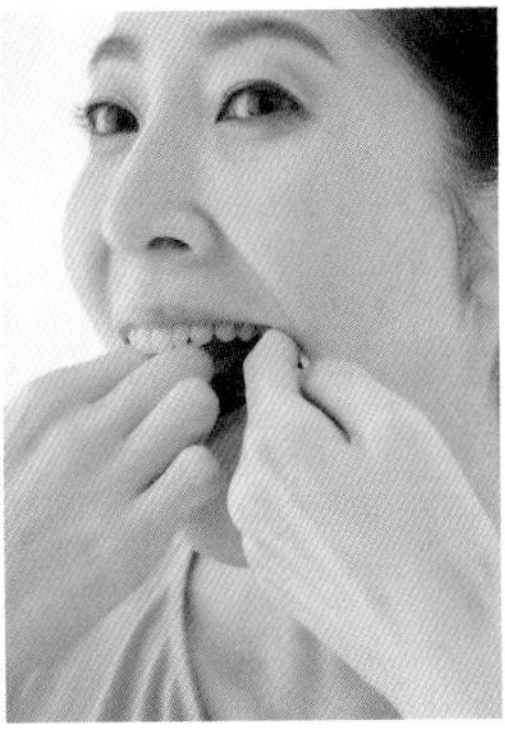

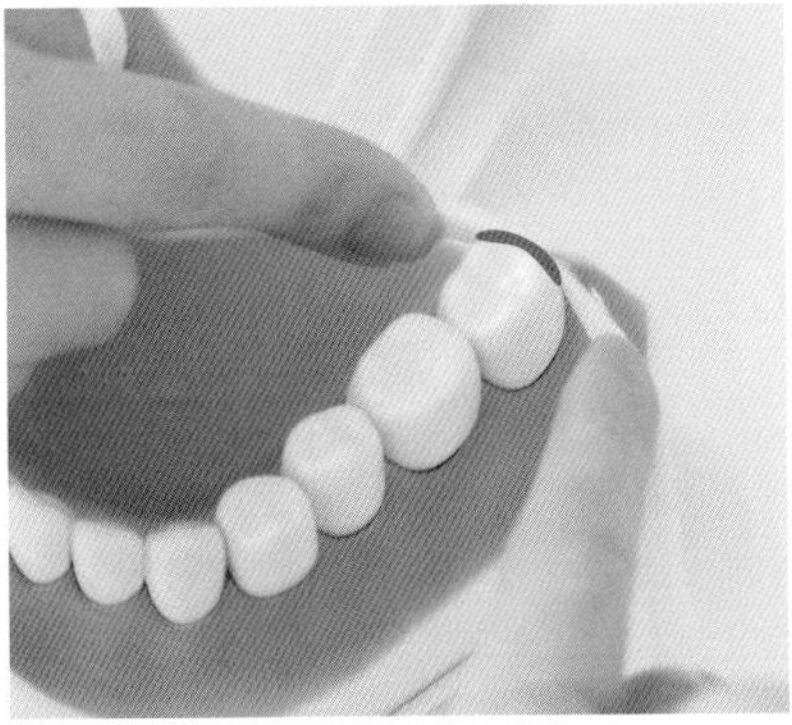

一番奥の歯の背面をみがきます。細く切ったガーゼを奥歯に引っかけたら、両手の人さし指で引っ張り合いながら左右にガーゼを動かしてみがきます。一番汚れが残りやすい場所なので、ていねいに。

#［ みがき終えたらチェック! ］

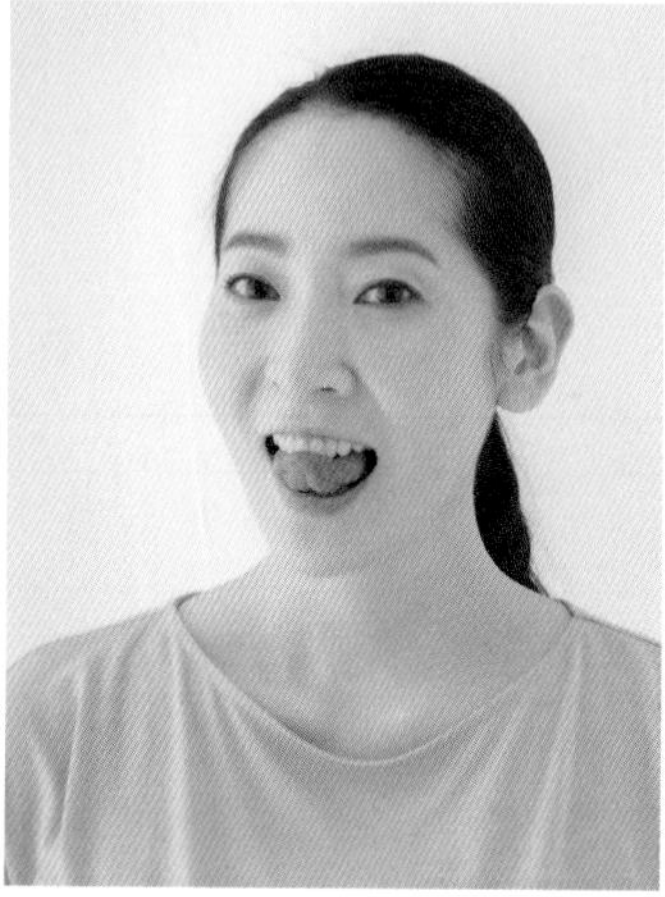

みがき残しがないか
チェックしてみましょう

みがき終えたら歯の表と裏を全体的になめてみましょう。ツルッとして汚れがとれた実感があると思いますが、ところどころザラザラしているはず。ザラザラ部分には汚れが残っています。再度きれいにふいて汚れを残さないようにしましょう。歯ブラシでも同じ部分がみがき残しになりやすいので注意してください。

「ザラザラするところ」を仕上げみがき こんなところに注意しましょう

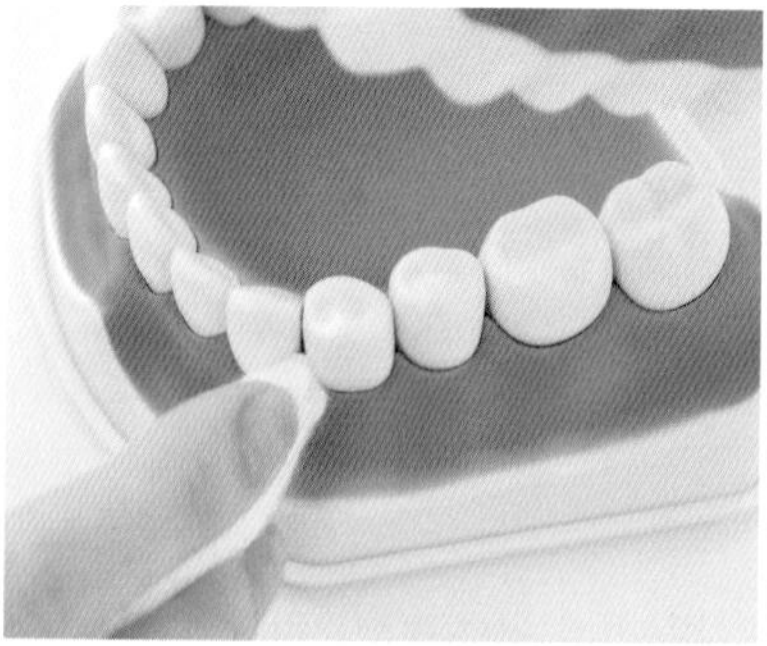

歯並びの悪いところ

歯並びが悪く入り組んでいるところは、ガーゼを折りたたみ、その角でふきとるようにします。歯が重なっている場所は、細く切ったガーゼをデンタルフロスのように通してみがいてみましょう。

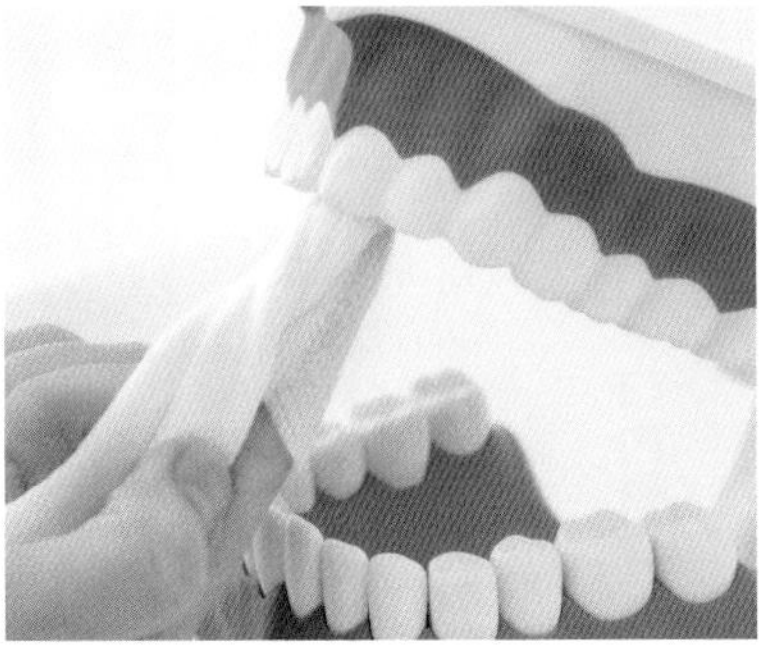

前歯の裏

前歯の裏は上下ともにみがきづらい部分です。指を上（下の歯なら下）に向けて1本ずつていねいにみがいていきましょう。続けていくうちに慣れて、上手にみがけるようになります。

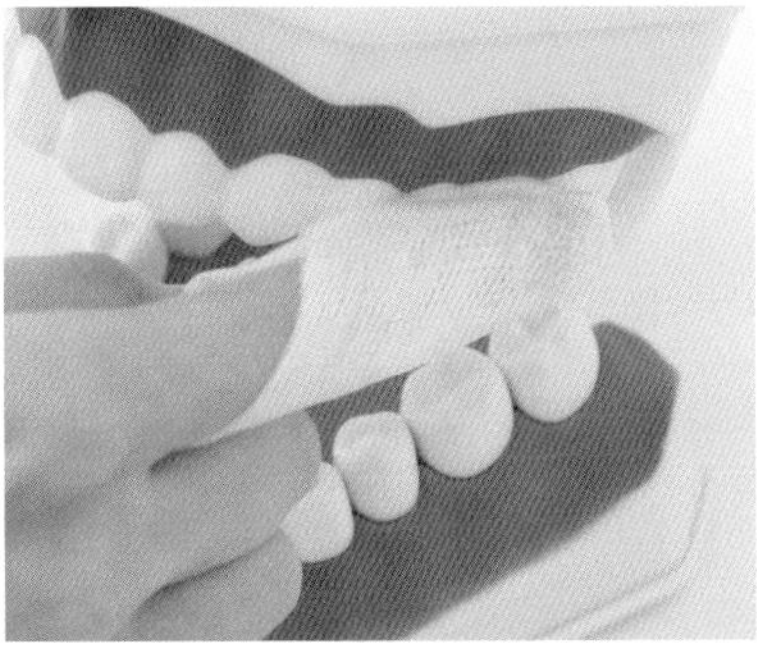

奥歯の表面

歯ブラシだとあまり意識しないかもしれませんが、奥歯の表面は口を開いていると、頬の内側に圧迫されてうまくみがけません。口は閉じ気味にしてみがきましょう。歯ブラシでも同様です。

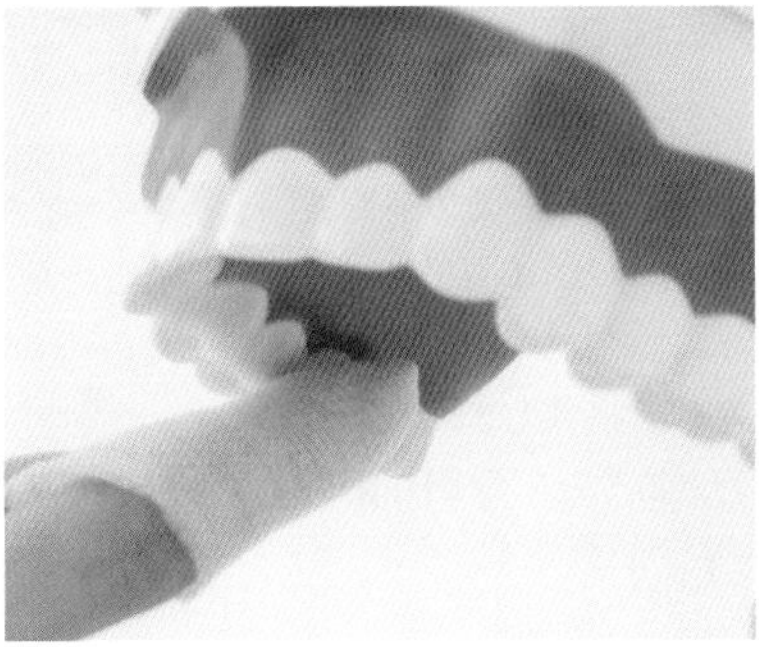

利き手側の奥歯裏

利き手側の奥歯の裏は、みがきづらい部分です。指の向きを変えるなどしてやりやすい方法を見つけてください。反対の手ならやりやすいのですが、手首の運動にもなるのでぜひ利き手で。

外出先でも「毒」はためない

簡単版

毒出し歯みがき

こんなときに!

外出時

何か飲食したらすぐ

口の中を清潔に保つためには、汚れたらすぐに落としてしまうのが理想的。「簡単版　毒出し歯みがき」は、完璧さよりも、手軽さがポイント。**汚れたらその都度サッとふきとるだけで、口内環境は大きく変わってきます。**

また、コーヒーやお茶など、色がつきやすいものを飲んだあともその都度ふいておくと、ステインと呼ばれる気になる着色汚れを大幅に軽減できます。歯の色が気になる人はこのように、こびりつかせない心がけを！

汚れたらふきとるということを意識していると、汚れたままにしておくと気持ち悪いと感じるようになり、習慣化することができます。毒をため込まないためにも、ぜひ続けてください。

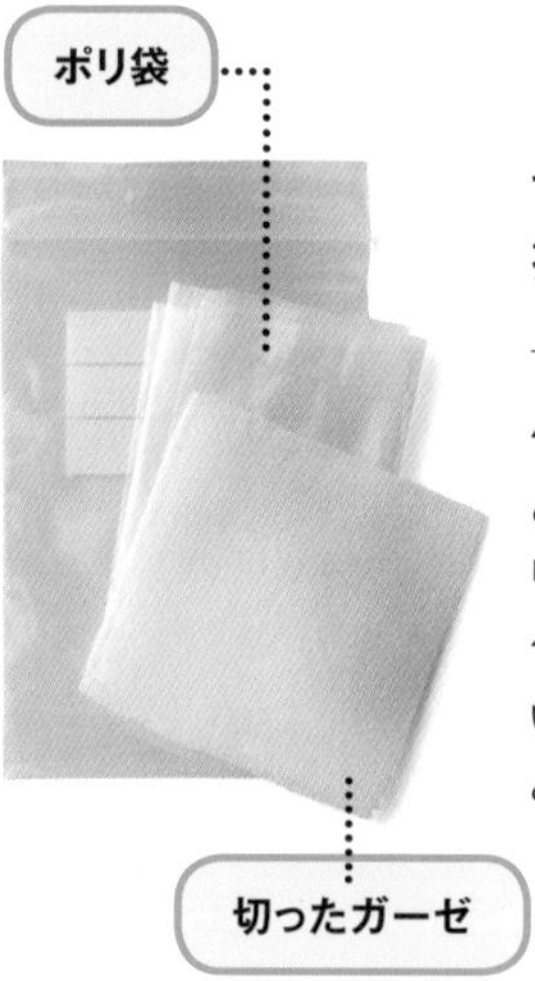

切ったガーゼを持ち歩くと便利

使用する大きさに切ったガーゼと、ごみ箱がないときのためにポリ袋をセットにして、ジッパーバッグなどに入れて携帯しましょう。いつでも、どこでも、毒出し歯みがきができて便利です。

［ ティッシュ1枚あれば、どこでも歯みがき ］

ガーゼがないときは、こんなアイテムでも毒出し歯みがきができます。

紙ナプキン

飲食店に置いてあるものを利用できる。

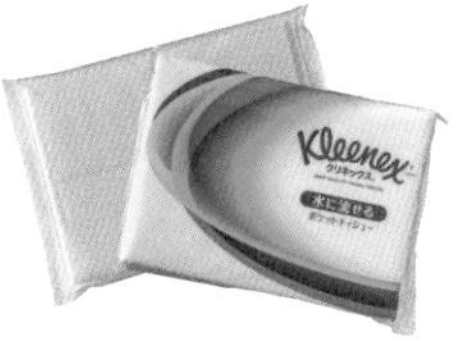

ティッシュ

トイレに流せるタイプは避ける。

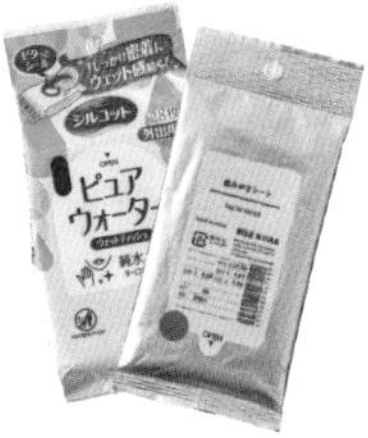

ウェットティッシュ

純水度が高いものや歯専用のものを。

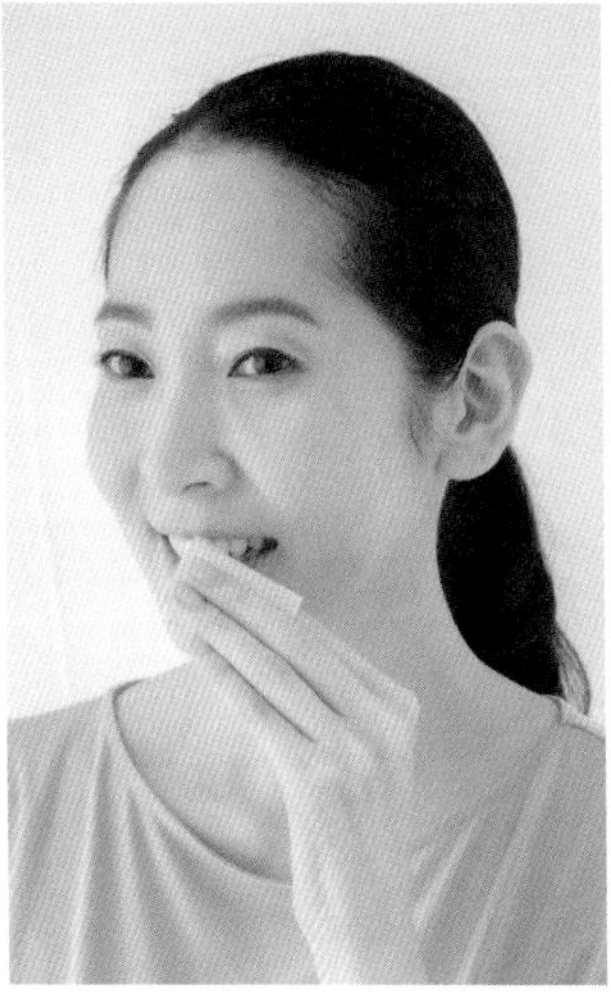

とにかくサッと
ふきとるだけで大丈夫!

「簡単版　毒出し歯みがき」は、細かいことは気にせず、歯の表面をふきとるだけでかまいません。とにかく汚れがついたら、すぐにふきとる。それを習慣にするだけでも、口の中の悪い菌が大幅に減り、きれいな状態をキープしやすくなります。

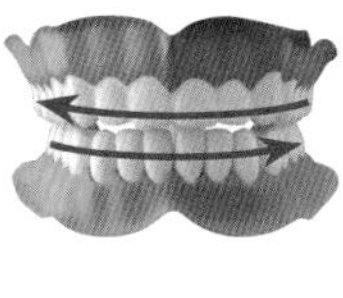

歯の表面をサッとふきとるだけ。「食べたらふく」を習慣にしましょう!

舌みがき

口臭を気にしている人は多いのですが、一番の原因を放置している人も少なくありません。**その原因というのは舌苔《ぜったい》。舌にこびりついている、黄みがかった汚れで、口臭の多くは舌苔から発生するといわれています。**

ですから口臭を抑えたいなら、「舌みがき」を行い、舌苔を掃除することが重要です。ベストタイミングは朝。寝ている間は唾液が減り、口内環境が悪くなるため、朝は口臭も強くなる傾向にあります。

一気に取り除こうとゴシゴシみがくのはやめましょう。粘膜である舌は傷つきやすいからです。汚れを浮かせるイメージでそっとなでるというケアを続けていくと、ピンク色の健康的な舌が戻ってくるはず！

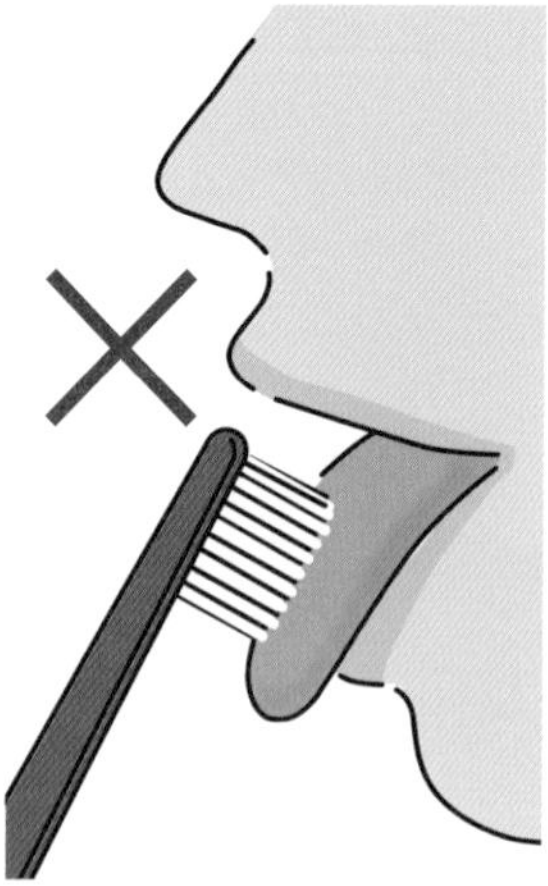

歯ブラシで舌みがきは絶対NG!

歯ブラシでゴシゴシと舌苔をとろうとする人がいますが、絶対にやってはいけません。炎症を起こして余計に口臭がしたり、味覚を感じる味蕾《みらい》を傷つけ、味覚障害になることもあるのです。

こんなときに!

- 朝起きてすぐ
- 臭いが強いものの飲食後

［ 口臭の原因“舌苔”をやさしく落とす ］

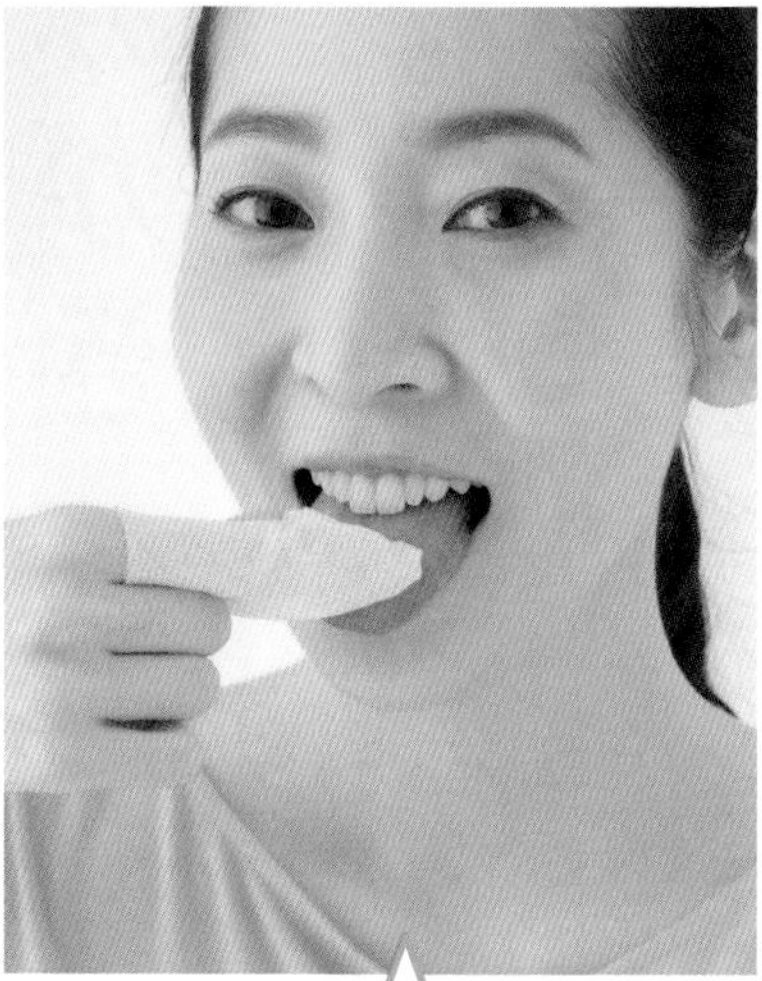

ガーゼでやさしく汚れをからめとる

ガーゼを巻いた人さし指で、やさしく舌をなでるようにみがきます。みがく回数は５～10往復程度。特に奥のほうのケアは大切です。少しずつ慣らしてみましょう。最後にうがいを忘れずに。

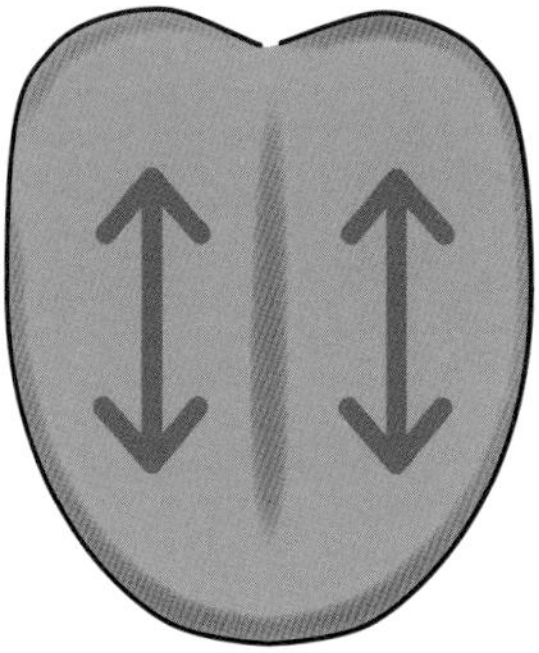

鏡を見ながら前後にやさしくこする

鏡を見ながら舌苔のある場所を中心に、上下に指を動かして汚れを落としましょう。右半分、左半分と分けるとふき忘れを防げます。鏡でチェックすることで、舌がんなどの早期発見にもつながります。

ドライマウス改善やアンチエイジングに

指みがき

口の中が渇くドライマウスは、ただ不快というだけでなく、口臭の原因になったり、味覚障害や食欲不振など大きなトラブルにつながる可能性があります。

こまめに水分を補給するなど、口の中をうるおわせることも大切ですが、**唾液の分泌を根本的に高めることが重要。唾液にはたくさんの有益な働きがあるからです。**「指みがき」で口内をマッサージして唾液の分泌を促しましょう。

このマッサージによって口周りの筋肉がほどよく刺激され、アンチエイジングにも役立ちます。

爪が長い人は口内を傷つけることがあるので、使い捨てのゴム手袋や、指サックなどをつけて行ってください。

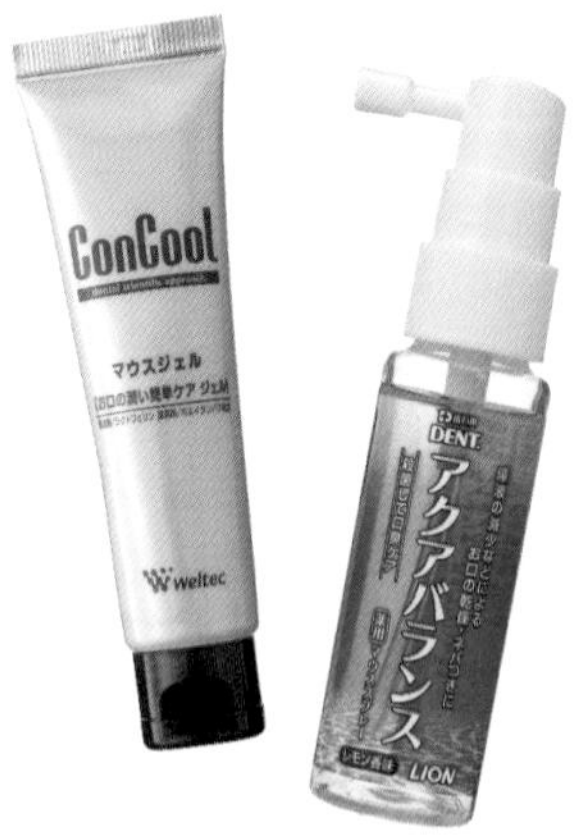

※商品詳細は142ページ参照

口が渇いて痛みがある人は専用アイテムを

唾液の分泌を促すため、基本的には指だけで行います。口内に触れると痛む、違和感が強いという人は、専用アイテムを取り入れてみましょう。

こんなときに!

口が渇くときに

疲れているときに

[指みがきをやってみよう!]

指みがき STEP 1 頬の内側

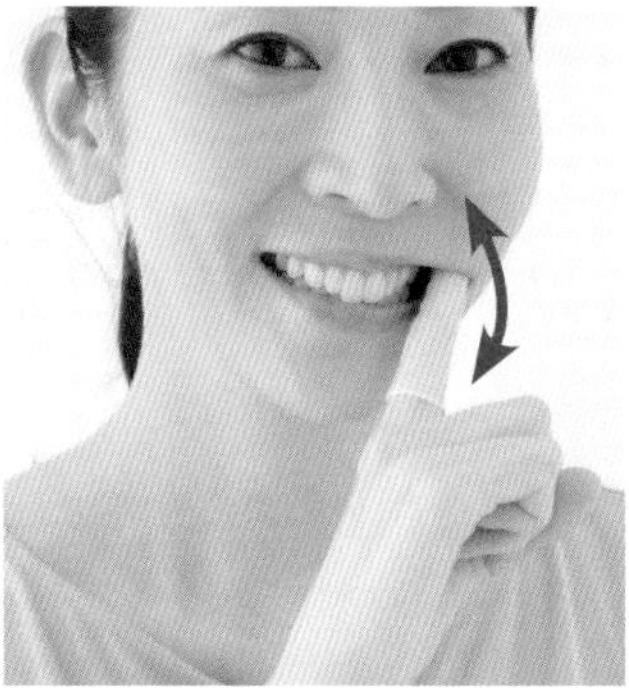

頬の左右

頬の内側に人さし指を当て、外側に押し出しながら、上下にマッサージします。片側10往復ずつ行いましょう。利き手側の頬はやりづらいのですが、手首の運動になり、続けていくと「毒出し歯みがき」も上手になります。

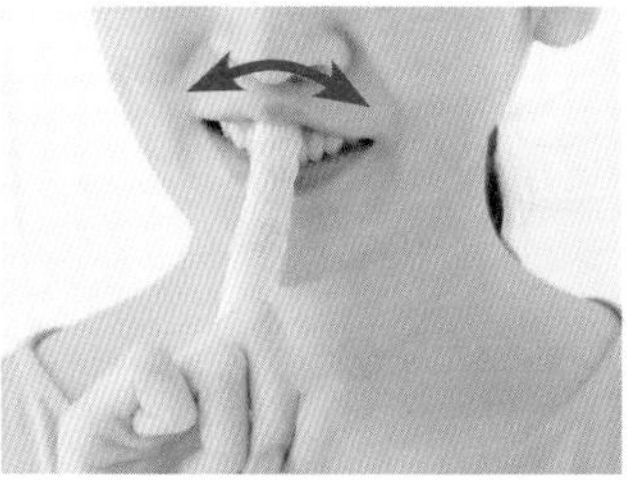

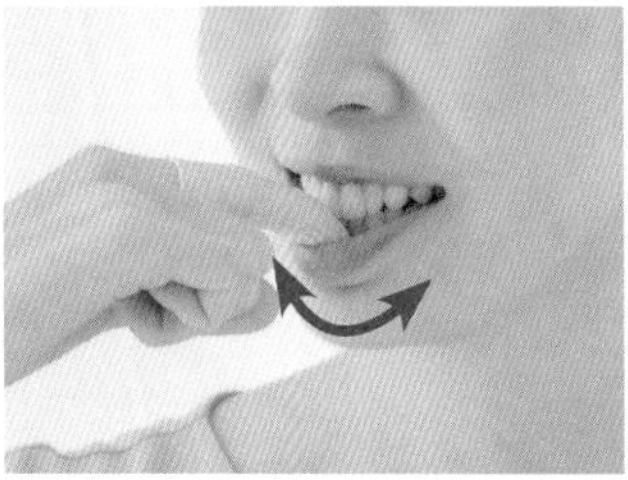

唇の内側

上唇の裏を、人さし指の腹で外側に押し出しながら、左右にマッサージ。下唇の裏も同様に行いましょう。

左右10往復ずつ行います。

指みがき STEP2 歯ぐき

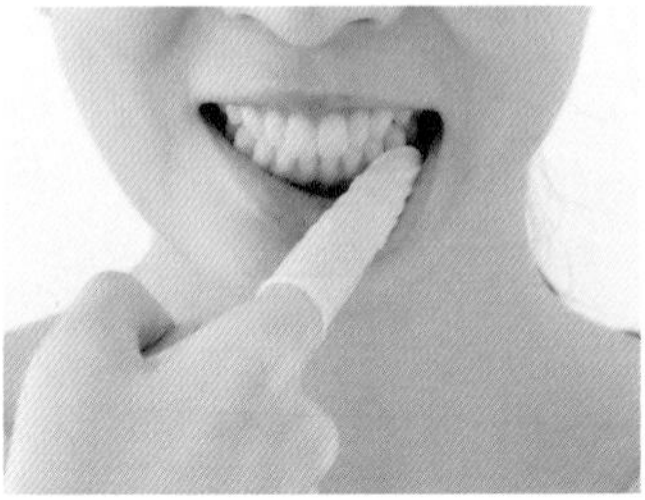

やさしく歯ぐきを押してツボを刺激する

指先で歯ぐきを押すように全体的にマッサージ。歯ぐきには下の図のようにたくさんのツボがあるので、まんべんなく押すことで全身を活性化できます。歯ぐきに腫《は》れがないかなども確認しながら行いましょう。

歯ぐきにはたくさんのツボが!

歯ぐき周辺にはたくさんのツボがあります。気になる部分だけを行ってもよいですが、全体的に刺激することで、全身をリフレッシュさせましょう。

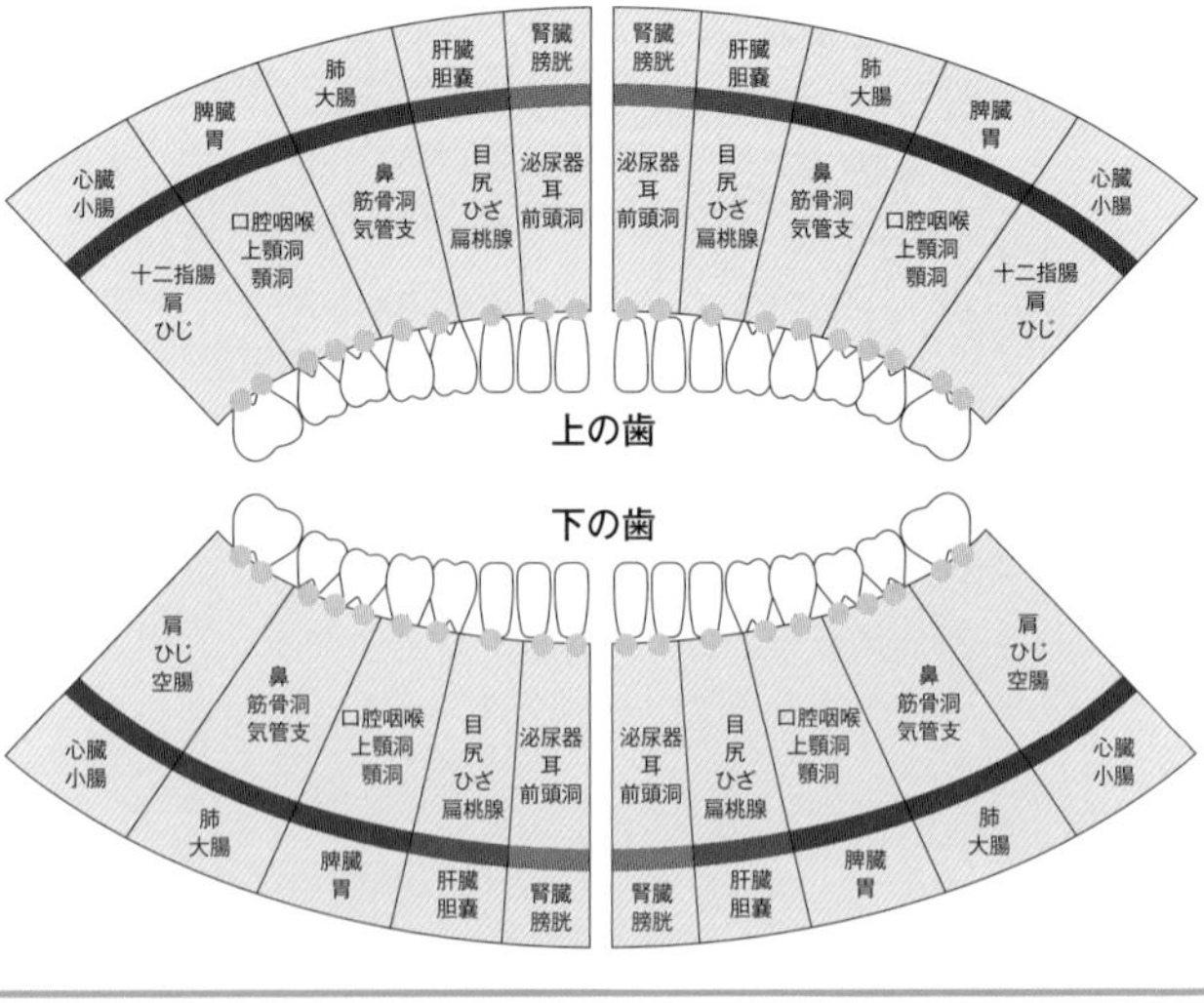

指みがき STEP 3 上あご

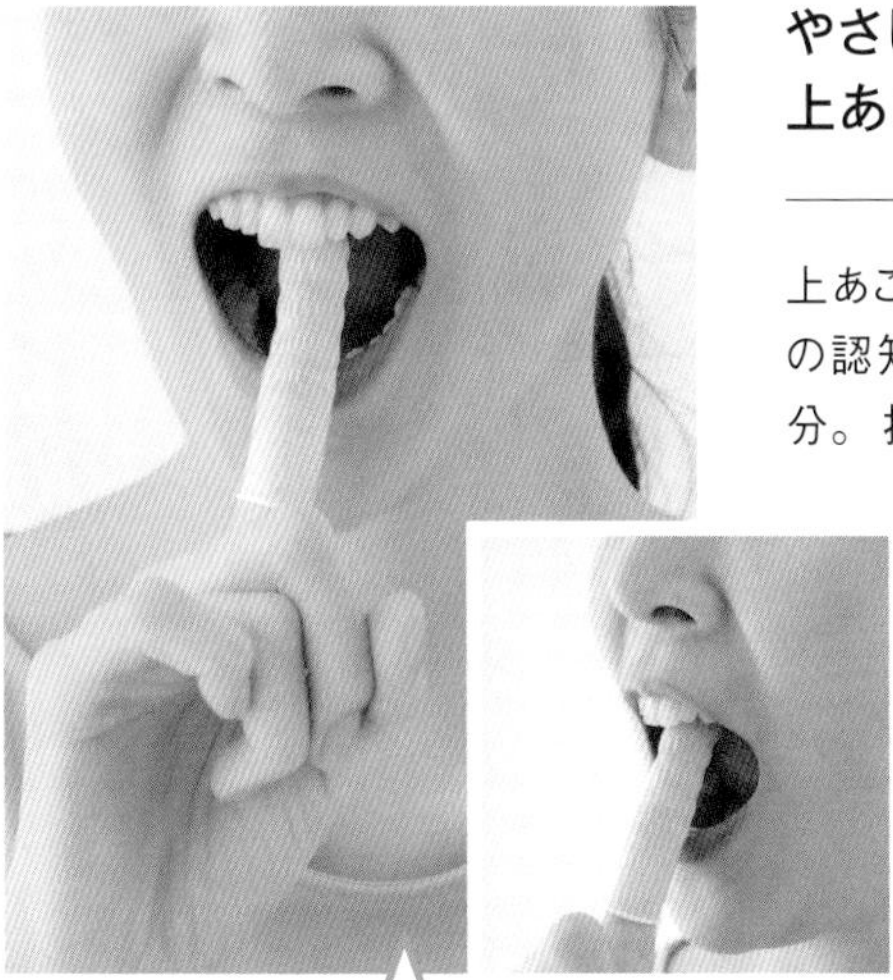

やさしくなでるように上あごをマッサージ

上あごは、口の中でも特に脳の認知機能を活性化できる部分。指の腹で奥から手前に、やさしくなでるように10回ほどマッサージしましょう。くすぐったいからといって力を入れすぎないように注意してください。

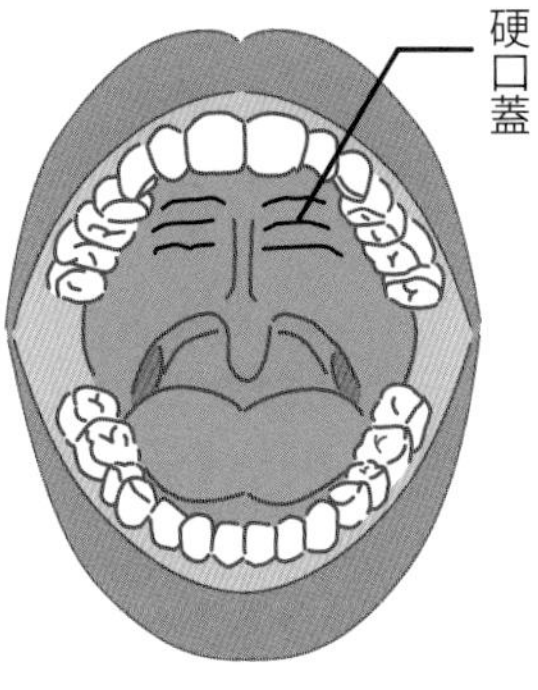

上あごの中央より手前がケアする範囲

マッサージするのは上あご中央より手前、硬口蓋《こうこうがい》と呼ばれる部分。この部分はしこりなどの異変に気づきにくい部分でもあります。日々マッサージをすることで早期発見ができます。

毒出し歯みがきの効果を高める

毒出しうがい

こんなときに!

4種のみがき後

これまでに紹介したケアのあとには「毒出しうがい」を。毒出しうがいは少量の水を勢いよく、高速で動かすことで、汚れがしっかり落とせます。**ネバネバプラークを除去する働きにすぐれた「毒出し歯みがき」と、細かい食べカスまできれいに落とせる「毒出しうがい」を組み合わせることできれい度がさらにアップ!**

「毒出しうがい」は口周りの筋肉を強化することもできます。口が開きっぱなしになりやすい、食べ物や飲み物をこぼしやすくなったなど、周囲筋が弱っている人には効果的なトレーニングにもなります。続けることでほうれい線が気にならなくなった、小顔になったという声が多く寄せられた、一石二鳥な健康法です。

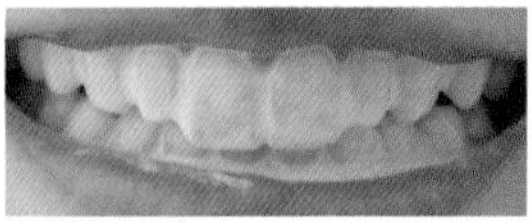

▶すすぐ前

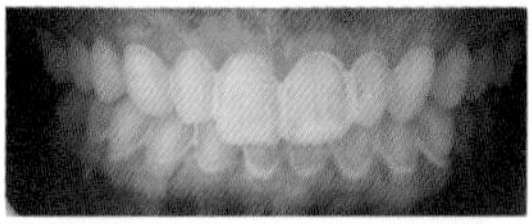

▶大量の水で普通のうがい

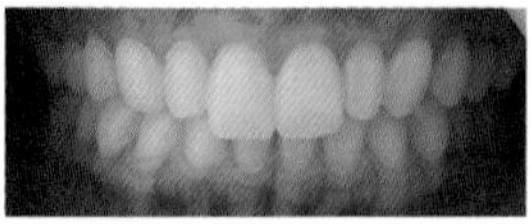

▶毒出しうがい

※『歯科医が考案 毒出しうがい』(アスコム)より

毒出しうがいなら すすぐだけで汚れスッキリ

色つきの歯みがき粉を汚れに見立て、どれだけ落とせるかを実験。多くの人が行っている、大量の水でグジュグジュするうがいでは、汚れがだいぶ残っていますが、毒出しうがいではきれいに落とすことができました。

[強い水圧で食べカスを洗い流す!]

口に含む水は 30mL 程度。口の中で水をぐるぐる回せるくらいが目安です。「クチュクチュ」と音がでるくらい強く、そして速く水を動かすのがポイント。

1 上の歯をすすぐ

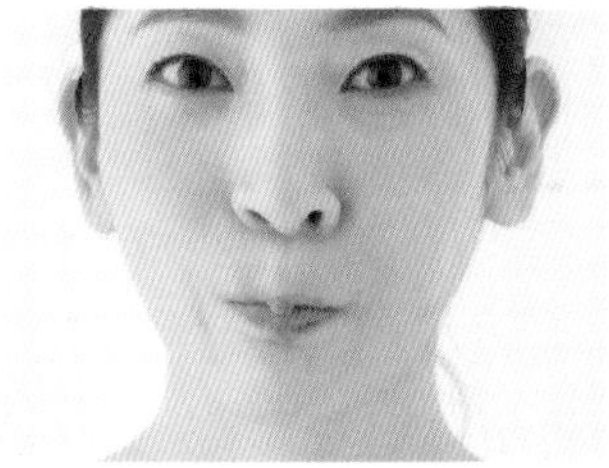

口に含んだ水を上の歯に向けて強く速く10 回ぶつけたら、水を吐き出します。

2 下の歯をすすぐ

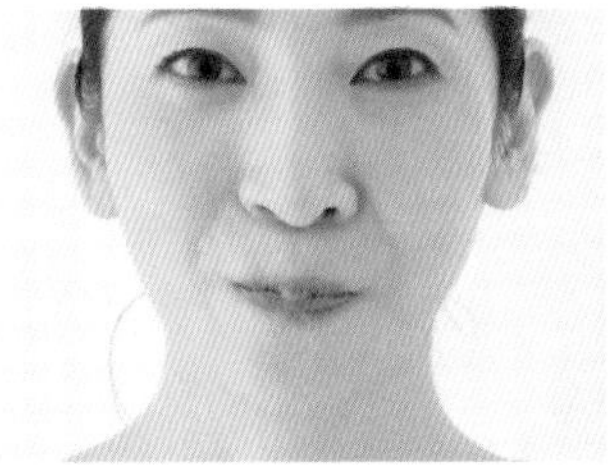

口に含んだ水を下の歯に向けて強く速く10 回ぶつけたら、水を吐き出します。

3 右の歯をすすぐ

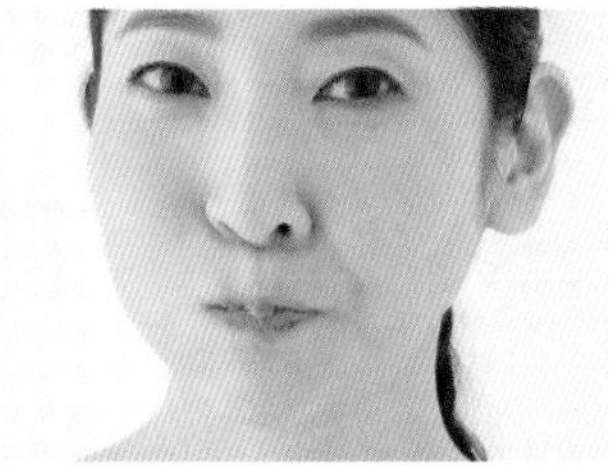

口に含んだ水を右の歯に向けて強く速く10 回ぶつけたら、水を吐き出します。

4 左の歯をすすぐ

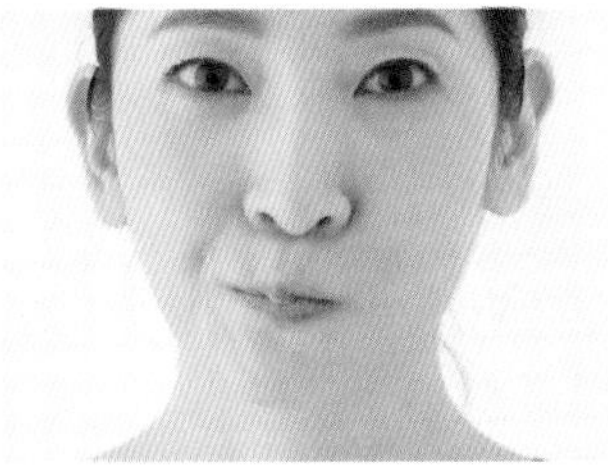

口に含んだ水を左の歯に向けて強く速く10 回ぶつけたら、水を吐き出します。

毒出し歯みがき

Q & A

続けていくために大切なことは、簡単であることと、効果を感じられるということ。ガーゼの巻き方や歯並びの悪い部分のケア方法など気になるポイントを紹介しますので、ぜひ参考にして取り入れてください！

Q 毒出し歯みがきにはどんなものが使える？

歯を傷つけない布であればだいたい使えますが、理想は不織布《ふしょくふ》ガーゼです。織ったり編んだりして作られる一般的なガーゼに対し、不織布ガーゼは線維をからませて作られます。一般的なガーゼよりもやわらかく、歯科では主に不織布ガーゼが使われています。ドラッグストアなどでは置いていないこともあるので、ネット通販が便利です。

アイテム	おすすめ度	
不織布ガーゼ	◎	やわらかく歯にやさしい
ガーゼ	○	入手しやすい
ティッシュ	△	口の中でボロボロになりやすいので注意。前歯には便利
ウェットティッシュ	○	アルコール入りや抗菌は×
紙ナプキン	○	けば立たず使いやすい
包帯	○	粘着剤つきは×

Q ガーゼの大きさや巻き方を教えて

基本的には人さし指の第一関節ぐらいまでがガーゼでおおわれていれば、どのように巻いてもかまいません。下の①や②のように、親指で押さえるのであればガーゼは8×10センチくらい。②の「慣れたら短くしてもOK！」のように人さし指の第一関節が隠れる程度、3×5センチくらいでも十分。使っているうちに唾液で濡れてほどけにくくなるので小さめでも大丈夫です。

口の中が渇いていて違和感がある人は、ガーゼを濡らしてから指に巻きましょう。

巻く　パターン①

左の写真くらいの大きさにガーゼを切り、中央辺りに人さし指の先がくるように置く。ガーゼを折って指を包んだら、ポイントのようにガーゼを指に巻きつけ、端を親指で押さえる。

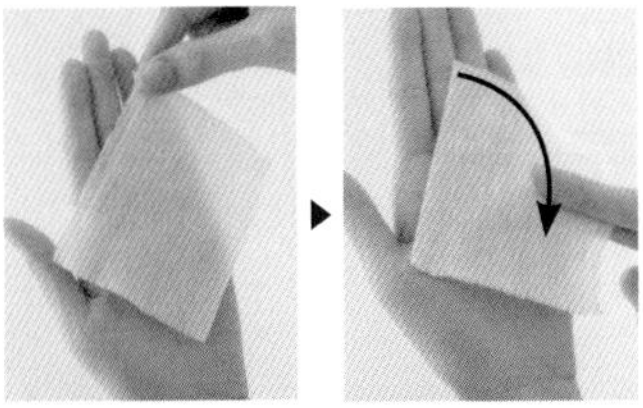

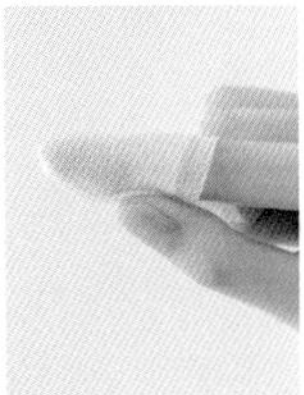

ポイント

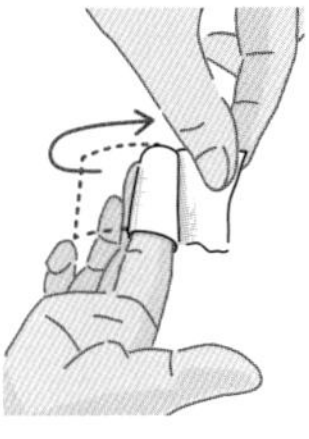

巻く　パターン②

指の長さくらいにガーゼを切り、人さし指に巻きつけたら端を親指で押さえる。

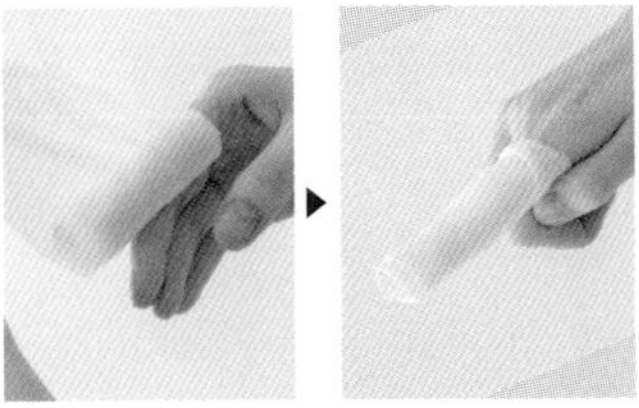

慣れたら短くしてもOK！

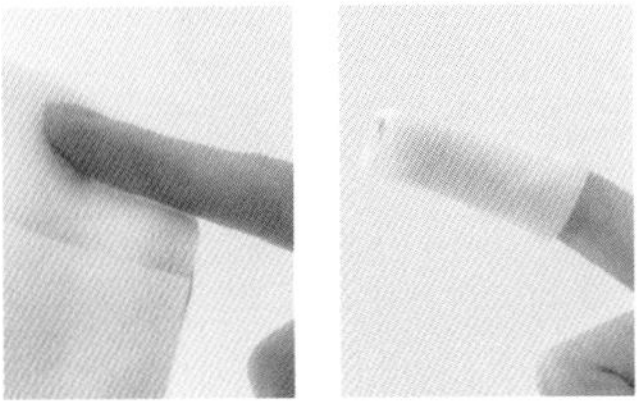

うまく巻けるようになったら第一関節が隠れるぐらいの長さで大丈夫。

Q 歯並びが悪くてうまくできません

歯並びが悪いところが少なければ28ページで紹介したように、ガーゼを折りたたみ、その角でふきとれば大丈夫。歯並びが悪いところが多い場合には、綿棒を使うのがおすすめです。細めの綿棒を選びましょう。

綿棒をそのまま使ってもよいのですが、ガーゼを巻きつけたガーゼ綿棒のほうが、けば立たず、汚れをよくからめとってくれます。

前歯の裏側が上手にみがけない人にもおすすめです。

その都度作るのは面倒なので、まとめて作っておくと便利です。

ガーゼ綿棒の作り方

1

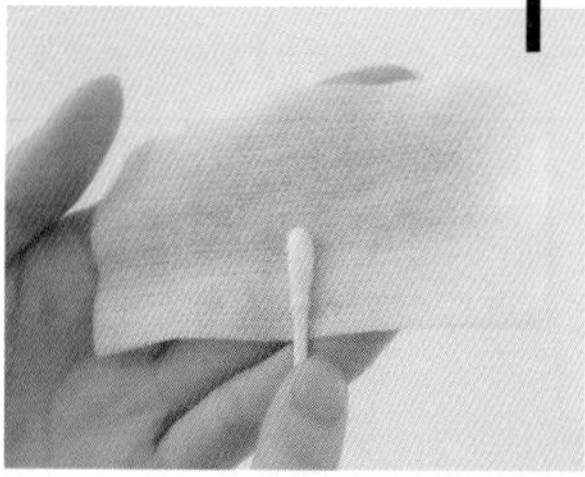

綿棒をガーゼに当て、頭の部分がすっぽり入る長さに合わせる。

2

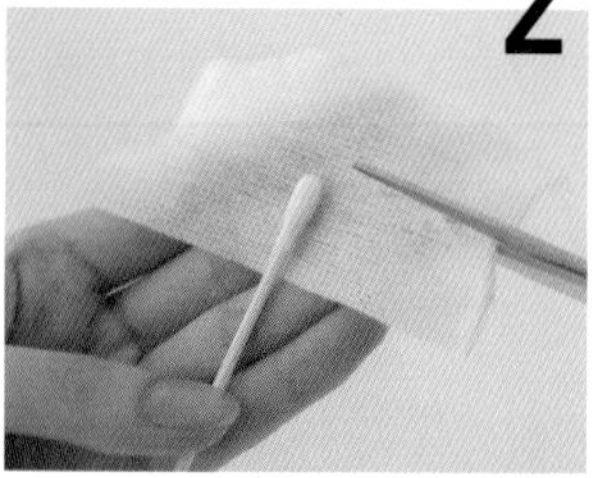

頭の少し上で切る。だいたいの長さでよいので綿棒は置いて切ったほうが安全。

3

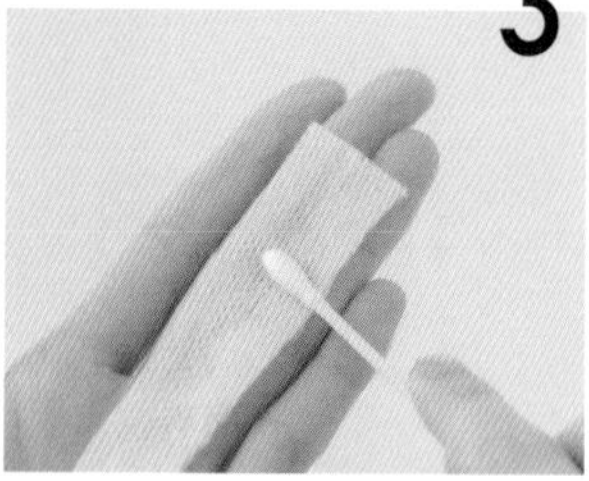

切ったガーゼを綿棒に巻きつける。ギュッと巻きつければ固定できる。

4

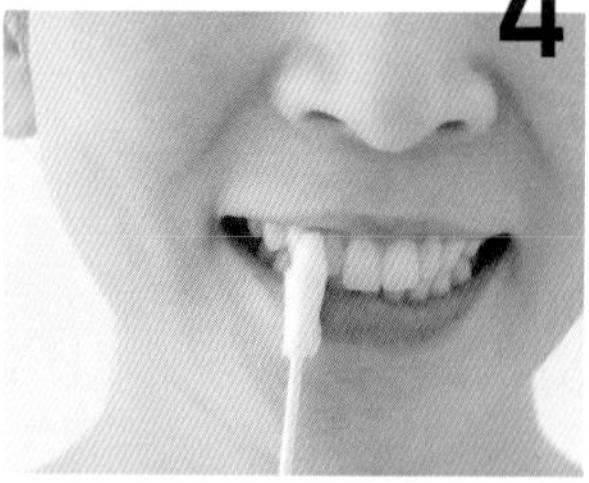

歯並びの悪い場所をみがく。はがれるようなら指で押さえて使う。

Q 簡単に使えるガーゼはどれですか？

ガーゼを切るのが面倒という人は、包帯なら1カ所切るだけで使えるので簡単です。中にはハサミを使わずに切れるものもあります。

包帯だとだいたい指の高さにあっているので無駄がでず、また、伸縮包帯なら幅も短くてすむので経済的。

ただし、包帯の中には粘着剤がついているものがあるので、ついていないタイプを選ぶようにしてください。

さらに簡単なのは指サック型のガーゼです。少し値段が上がりますが、生地が強いのできれいに洗って乾かせば繰り返し使うことも可能。歯みがき専用の指サックも市販されています。

指サック型ガーゼを使う

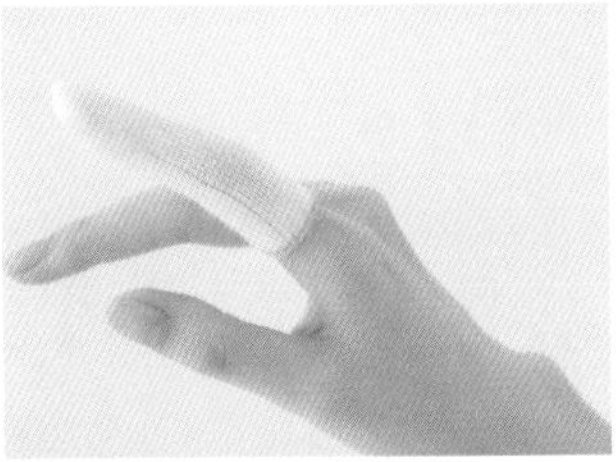

指にはめればよいだけの指サック型ガーゼが一番便利。強度もあるので、洗って繰り返し使用することもできる。

包帯を使う

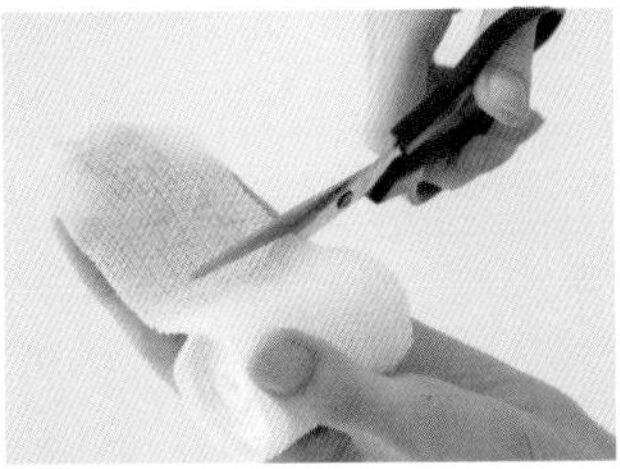

使用する高さとほとんど同じなので、必要な長さだけ切ればOK。伸縮タイプなら短くても使うことができ、節約できるのもポイント。

個包装の小さめガーゼが便利

ガーゼでも、小さいサイズのものなら切らずにそのまま使えます。さらに個包装されているものならそのまま持ち歩くこともできるので、外出や旅行にも便利。ネット通販なら5×5センチ個包装ガーゼなども簡単に見つかります。

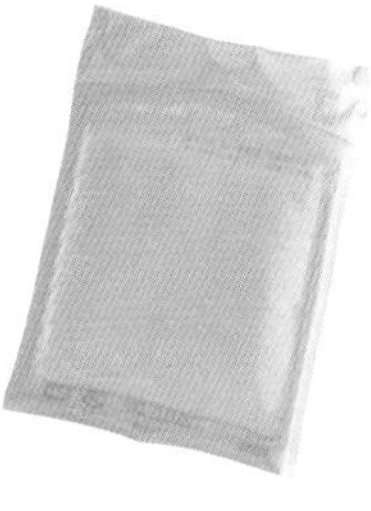

Q 毒出し歯みがきだけしていればよいですか？

毒出し歯みがきは、歯科衛生士が指導したブラッシングと同等以上のプラーク除去効果が認められました（63ページ）。ですので、毒出し歯みがきと毒出しうがいを併用することで、プラークや食べカスはある程度落とせます。

でも、実は歯みがきはそれだけでは十分ではありません。なぜなら歯と歯の間の汚れがとれていないからです。

毒出し歯みがきやブラッシングは歯の表面の汚れを落とすケアですが、汚れは歯と歯の間にもたまります。それを落とせないと虫歯や歯周病などの原因になりますので、デンタルフロスや歯間ブラシを使った歯間ケア（第3章参照）が必須です。

Q ガーゼは洗って繰り返し使えますか？

口の中の健康は、口内の悪玉菌をいかに減らすかということにかかっています。ガーゼに限らず口腔ケアグッズが汚れていては台無し。41ページで紹介したように、ガーゼを小さく使うなどして、なるべく使い捨てるようにしてください。

とはいえ、指サック型ガーゼなどは繰り返し使わないと不経済ですし、ガーゼでも生地がしっかりしているものは捨てるのがもったいないと感じるかもしれません。そのような場合には、よく洗い、天日で干して使うようにしてください。適当に洗って風通しの悪い場所で生乾きなんてことになると、わざわざ繁殖させたばい菌を口に入れるという本末転倒なことになってしまうので、くれぐれもご注意を。

Q 歯みがき粉は使わなくてもよい？

着色汚れを酵素の力でやさしく落とす、歯ぐきの血行を促進して歯周病を予防するなど、歯みがき粉にはさまざまな効能がプラスされています。しかし、実際には目的に合っていない歯みがき粉を漫然と使い続けている人が少なくありません。たとえば歯がやわらかい子どもには、歯みがき粉によく含まれているフッ素によって虫歯予防ができるのですが、大人にはあまり効果がありません。ただし、大人でも歯ぐきが下がって歯の根元が虫歯になりかけている場合は、フッ素が役に立つこともあります。歯科医師の指示の下で、高濃度のフッ素を根元に応用してください。毒出し歯みがきでは歯みがき粉は使わなくてもOKですが、併用する場合はジェル状のものがおすすめです。

Q 綿棒などの代わりにメラミンスポンジでもよい？

歯を白くしたいからといって、そうじに使うメラミンスポンジで歯をみがいてしまう人がいます。実際に、その場では白くなるように見えるのですが、これは絶対にやめてください。メラミンスポンジは硬い繊維の樹脂でできており、汚れをからめとる性質がありますが、人体や食品に使うことはできません。

歯の白さは表面をおおっているエナメル質によって維持されています。メラミンスポンジで歯をみがくと、このエナメル質が傷んでしまうのです。

歯を白くしたいと思うあまりに誤ったケアをして、エナメル質や差し歯の表面に細かい傷をつけてしまい、余計に汚れがつきやすくなるという悪循環は避けましょう。

Q 歯にガーゼが引っかかって うまくみがけません

ガーゼが引っかかるのは、以前治療した歯の詰め物やかぶせ物が劣化している可能性があります。治療をすると、ずっとそのままでよいと思うかもしれませんが、食いしばりや歯ぎしりなどさまざまな原因から、詰め物は合わなくなっていきます。浮いた隙間から汚れや細菌が侵入して、気づかないうちに虫歯が進行してしまったり、食べ物がはさまりやすくなり、歯周病を招くことも。

そのようなちょっとした変化に気づきやすいのも「毒出し歯みがき」のメリットです。ガーゼが引っかかりやすくなった、口内炎ができて治らないなど、何か異変を感じたら歯科医に相談するようにして、早め早めに対処していきましょう。

Q 1日に何回やっても よいのですか？

「毒出し歯みがき」は何回やっても大丈夫です。食後のほか、おやつを食べたとき、コーヒーを飲んだあとなど、飲食したらふきとるようにしてみましょう。

「指みがき」も、ドライマウスの人はこまめに取り入れるほうが唾液の分泌が促されるのでおすすめです。毎回、紹介した3つのステップ（35〜37ページ）をすべてやる必要はありません。「これをやると唾液がでるな」と感じる部分だけを行ってもよいでしょう。

一方で、「舌みがき」はやりすぎると、舌を傷つけることがあるので、1日1回としてください。寝ている間に細菌が増え、朝起きたときが最も口臭がきつくなるタイミングなので、朝のケアがおすすめです。

第2章

ぬめり汚れをきれいに落とし
みがきすぎを防ぐ
「毒出し歯みがき」で
歯の毒出し

人生100年時代、あなたの歯は大丈夫？

年々、平均寿命は延び、2019年に発表された日本人の平均寿命は、女性が87・32歳、男性が81・25歳。女性は6年、男性は7年連続で過去最高を更新し続けています。

このままいけば、人生100年時代も遠い話ではありません。

長く生きるということは、当たり前のことですが、歯も長く使い続けるということです。

1989年から厚生労働省（開始当時は厚生省）と日本歯科医師会は、80歳になっても20本以上の歯を残すことを目標とした「8020（ハチマルニイマル）運動」を推進し、成果を上げてきました。

しかし、それから30年を経た今、平均寿命はますます延び、元気な歯をさらに長く残すことが求められています。

現在、目指すべきは「10020（100歳になっても20本の歯を残す）」なのです。

一方で、実は私たちの歯や噛《か》む力が退化していっているのはご存じでしょうか？

白いご飯にカレーライス、ハンバーグやシチューなど、食が欧米化・近代化することであまり噛む必要がなくなってきたことから、現代人はあごが細くなり、それによって歯並びも悪くなってきています。

実は、食生活と歯やあごの関係については、80年も前に発表された研究でも明らかになっています。

健康の秘訣を調べるため、１９３０年代に世界中をまわり、近代文明から隔絶された人たちのフィールド調査を行ったカナダの歯科医師プライス博士の研究結果では、昔ながらの食事を続けている人たちは、あごも鼻腔もしっかり発達して、歯もきれいに並んでおり、虫歯もほとんどありませんでした。

しかし、近代文明に触れ、精製された小麦粉や砂糖、添加物をたくさん含んだ加工食品を食べるようになると、ほどなく虫歯だらけになっていったのです。

さらに、そのような食事を始めてから生まれてくる子どもたちは、あごや顔の幅が狭くなり、歯並びや噛み合わせも悪くなっていきます。

日本人の食生活は戦後1950年頃から欧米化が始まり大きく変化しましたが、1970年代頃の第二次ベビーブームに生まれた人たちが二世代目、今、生まれてくる子どもたちは既に三世代目、四世代目に当たります。

確かに今の若い人たちはスタイルがよく、明らかに顔が小さくなったと感じますが、歯並びはどう変化したのでしょうか？

歯科疾患実態調査（平成28年度）では歯が重なり合ってデコボコに並ぶ叢生《そうせい》に該当する子ども（12～15歳）は約28％で、全体の4分の1以上が該当しました。あごが小さくなったのに、歯の数や大きさが変わらなければ、並びきらないのは当然です。歯並びが悪くなれば、もちろん、歯みがきも大変になります。

また、永久歯が正常よりも足りない永久歯先天性欠如《けつじょ》も増えており、2010年の調査では10人に1人が該当することがわかっています。

先天性欠如の原因には、栄養障害などさまざまなことが考えられていますが、噛まずに飲み込める食事が増えたことで、咀嚼《そしゃく》器官が退化したことも一因でしょう。

つまり、長く保つために歯をより大切にしなければいけなくなっているのに、歯の健康管理が難しくなっているのが現代。

それなのに、歯みがきは数十年前と変わらず歯ブラシだけ。

本当にそれだけで、大丈夫なのでしょうか？

歯のみがきすぎで歯を失う!?

では、日本人の口の健康は今、どのような状態になっているのでしょうか。

８０２０運動開始当初、その達成率はわずか７％程度、80歳時に残っている歯の平均本数は４～５本でした。それが６年後の２００５年には80～84歳の達成率が約21％、85

歳以上でも約8％にまで伸び、2017年には達成者が過半数を超えたのです。

それはとても素晴らしい成果です。しかし、それで100歳まで安心というわけにはいきません。

8020運動が始まる前は、高齢者の歯に大きな不具合があると、早めに抜いて、入れ歯にするのが一般的でした。

患者さんからも、「定年退職をして国民健康保険になる前に入れ歯を作っておきたい」というリクエストが多くありました。歯科医師にとっても患者さんにとっても、ある程度〝年をとったら入れ歯〟が常識だったのです。

そのような状況の中で8020運動が開始され、従来であれば抜いていたような歯でもなるべく残す方針に変わっていきました。結果、**80歳まで歯は残ったものの、虫歯や歯周病などで状態がよくなく、その後数年のうちに抜けたり折れたり、たとえ残してもしっかり噛めないなど、課題は山積み**だったのです。

もちろん8020運動により、正しい歯みがき方法や口腔ケアの知識が普及したため、近年では丈夫で立派な歯を残している高齢者も増えてきています。

しかし、過半数が達成したといっても、半数近くはまだ達成できていません。また、しっかり歯をみがく人が増えたことで、別の問題も明るみに出てきました。

それは、**「歯のみがきすぎ」**です。

といっても、回数や長さのことではなく、強さです。

歯ブラシをグーで握って、シャカシャカシャカと盛大に音を立てて歯をみがいてはいませんか?

このような**強すぎる歯みがきを、歯科ではオーバーブラッシングと呼んでいます。**

オーバーブラッシングをしていると、歯ぐきが傷つき縮んできます。すると、**本来、露出していないはずの歯根部《しこん》（歯の下の部分）が表にでてくる「歯ぐき下がり」（歯肉退《しにくたい》**

縮《しゅく》)」といわれる状態に。

歯ぐき下がりになると歯が伸びたようになり、見た目がよくなくなるだけでなく、**露出した部分が虫歯になりやすくなります。**

本来、歯ぐきに守られているはずの歯根部は、歯冠《しかん》部(歯ぐきからでている部分)のようにエナメル質におおわれておらず、やわらかいからです。

このような歯ぐき下がりした部分の虫歯を専門用語では「根面《こんめん》う蝕《しょく》」といい、近年では**「大人虫歯」**と呼ばれることも多くなっています。

また、次の章でも説明しますが、35歳以上

[根面う蝕]

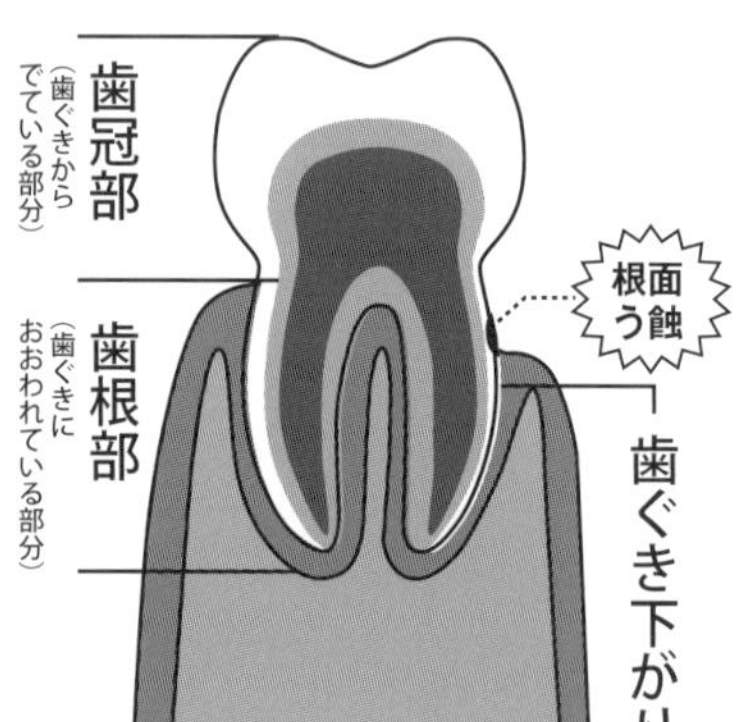

歯ぐき下がりは虫歯の原因に

オーバーブラッシングで歯ぐきが下がり、本来隠れているべき歯根部が露出すると「根面う蝕」という虫歯になりやすいので注意。歯が折れる原因にもなります。

の成人の8割が罹患《りかん》しているとされる歯周病によっても歯ぐきは下がります。

ちなみにエナメル質は人体でもっとも硬いとされる組織です。エナメル質で守られているか、いないかで、ケアの方法は大きく変わってくるのです。

本来、永久歯は成熟したエナメル質に守られているため、大人は虫歯になりにくいものです。ですから大人が虫歯で歯科にくるときは、大抵が子どもの頃に治療した虫歯（再発または治療がうまくいっていなくてやり直す）か、手入れの届かない隙間にできた虫歯、または根面う蝕です。

根面う蝕はやわらかいセメント質や象牙質から始まるため、しっかりケアしないと、**見た目には大したことがなさそうでも、内部でどんどん進行していき、ある日突然ポキッと根元から折れてしまう**ことがあります。

歯を失う原因を作る歯みがきなど、本末転倒。歯にとっては「毒」です。

強すぎる歯みがきは、歯のエナメル質が傷つく原因にもなります。

エナメル質が傷つく原因は歯ぎしりや食いしばりで歯に強い力がかかるとか、スポーツ飲料など酸性の飲み物を常飲していて溶けてしまうなど、さまざまなことが考えられますが、オーバーブラッシングもその一因です。

白い歯に憧れて研磨剤がたくさん入った歯みがき粉を使い、ゴシゴシとこまめに歯をみがいた結果、エナメル質が傷つき、歯がかえって着色しやすくなってしまう人もいます。

また、**保険適応の前歯のかぶせ物などは表面がプラスチック製なので、エナメル質より弱く、歯と同じ強さでみがいてしまうと細かい傷が無数にでき、あっという間に変色**します。

30歳以上になると2〜3割の人はエナメル質に摩耗《まもう》があるといわれています。原因は人それぞれですが、オーバーブラッシングのようにすぐに改善できることはぜひ早急に対処していきましょう。

口の中のぬめり汚れは深刻な病気を招く「毒」

オーバーブラッシングのもうひとつのデメリットは、力を使うわりに汚れをきちんと落とせないことです。

オーバーブラッシングをしている人は「ゴシゴシしないとみがいた気がしない」といいますが、実はゴシゴシするせいで、肝心な汚れが残ってしまうのです。

歯ブラシは本来、毛先で汚れをかき落とすものです。しかし、**強く歯に押しつけると毛が割れて肝心な毛先が歯に当たらず、むしろ逆効果**です。

口の中のぬめり汚れは帯状に歯にこびりつき、簡単には落ちません。

たとえはよくありませんが、うっかり放置してしまった排水溝のぬめり汚れを思い浮かべてみてください。ブラシでゴシゴシ洗えばだいたいの汚れは落ちますが、細かい部分にしつこく汚れが残り、漂白剤をスプレーしてみたり、細いブラシでこすってみたり、ピカピカな状態に戻すのはなかなか大変です。

そんなぬめり汚れを作り出すのは、たくさんの雑菌。雑菌がネバネバした分泌物を出しながら、汚れをエサに大量繁殖していき、しつこいぬめり汚れができあがります。

このような細菌の集まりであるネバネバをバイオフィルムといいます。細菌同士がスクラムを組んだ膜が何層にも堆積して、どんどん強固な塊《かたまり》となっていきます。

このようなバイオフィルムはキッチンに限らず、あちこちで見られます。たとえば、花をいけっぱなしにしてしまった花瓶、洗い忘れた風呂おけなど。水と栄養分さえあれば、どこにでもできるのです。

もちろん、口の中も例外ではありません。

口内のぬめり汚れは、プラーク（歯垢《しこう》）と呼ばれるもので、プラーク1ミリグラム当たりの細菌の数は、何と約10億！

キッチンのぬめり汚れが口に入ったら……なんて、考えるのもいやですが、キッチンと同じように食べ物が毎日通過している口の中も、油断していると同じような状態になってしまいます。

「そんな雑菌が口の中にいて大丈夫なの？」と、心配になりますよね。

残念ながら、大丈夫ではありません。バイオフィルムに集まった細菌は、放っておけばステンレスでさえ穴を開けてしまうほど強力な排泄物を出します。それがすみつくのですから、影響がないわけがありません。

詳しくは第3章で説明しますが、口内の菌は体内にも入り込み、さまざまな病気を引き起こします。

中には命にかかわる病気さえありますから、口の中の汚れはまさに「毒」といえるの

です。

プラークの元となる食べカスを洗い流す毒出しうがい

では、みなさんは、どのようなオーラルケアを行っているでしょうか？

多くの場合、1日2～3回、歯ブラシでみがくだけでしょう。

それも、歯を傷つけるわりに汚れが落ちきらないオーバーブラッシングの人がとても多いのは既に説明した通りです。

歯みがき指導で加減を教えても、困ったことに、なかなか直りません。きちんとできるようになる人は2～3割くらいなのです。

毒から身を守らなければいけないのに、毒を出すための歯みがきはなかなか上手にならないというジレンマ。

そこで最初に考えたのが、**食べカスを落とす働きにすぐれた「毒出しうがい」**（38ページ）です。

食べたり、飲んだりすると、歯や歯の周りに残った食べカスに細菌が集まってきますが、すぐにプラークが作られるわけではありません。

だいたい食後8時間ほどで段々とプラークとしての形ができはじめ、24時間くらい経つと目に見えるくらいはっきりとした塊になってきます。

ですから、飲食をしたらすぐに「毒出しうがい」を行い、プラークができるのを防ぎましょうというのが前著『歯科医が考案　毒出しうがい』でのご提案です。**プラークを落とすケアであるブラッシングに、プラークを作らせない「毒出しうがい」をプラスすることで、口内環境は大きく改善できる**のです。

しかし、「毒出しうがい」を習慣づけても、オーバーブラッシングが直らなければ口内のダメージは防げません。

また、現在、私たちは、プライス博士が調査を行った頃よりも、さらに虫歯になりやすい食べ物に囲まれています。

健康的なイメージがあるスムージーも、べったりこびりつくため、歯にとっては要注意な飲み物。甘いタピオカドリンクも、菓子パンやスイーツ、スナック菓子も、同様です。

よほどしっかり口内ケアをしないと、汚れが残って口内環境は悪くなるばかり。

「毒出しうがい」に加え、こびりつき汚れやプラークに負けない、しかも歯にやさしい人生100年時代に向けた歯みがきが必要だと感じました。

毒出し歯みがきは「簡単に」「誰でも」できるが特長

いろいろと試行錯誤する中で考えついたのが、「毒出し歯みがき」（24ページ）です。

歯ブラシでゴシゴシみがくよりも、指で直接みがくほうが力をコントロールしやすい

ため、歯や歯ぐきに負担がかかりません。

また、ガーゼはまるでモップや雑巾のように、ふくだけでこびりつき汚れもごっそり落とすことができます。

本書を執筆するにあたって行った臨床試験でも、汚れがしっかり落とせることを確認しました。

11人の男女（男性6名、女性5名、平均年齢43・4歳）に、朝、いつも通りに歯みがきをしてもらい、みがき残したプラークの割合を測定。その後、「毒出し歯みがき」をしてもらい、再びその数値を測定するという試験を行いました。

すると平均で、「毒出し歯みがき」前のみがき残しが約86％だったのに対し、「毒出し歯みがき」後は約45％に低下。みがき残しのプラークが約48％も減りました（9ページ）。

このプラークの除去率は、指導を受けたあとのブラッシング後に測定したみがき残しの割合よりも低い数値です。**「毒出し歯みがき」の効果は、歯ブラシによる歯みがきと同等以上**の結果といえるでしょう。

被験者には特に細かい指導は行わず、ふだんの歯みがきと同じ程度の時間、同じような手順で行ってもらいました。

つまり、**特別なテクニックも必要としない**ということです。

このように「毒出し歯みがき」は、強いブラッシングによる歯や歯ぐきへの負担という意味での「毒」、さらに病気の原因にもなるぬめり汚れという「毒」、**ふたつの毒から、口の中を守るための歯みがき法**なのです。

飲食したらひとふき、その習慣が歯を守る

もちろん、プラークになる前に、汚れを落とすことができればそれが一番です。

食後には「毒出しうがい」や「簡単版　毒出し歯みがき」（30ページ）を習慣にしましょう。

「簡単版　毒出し歯みがき」は、その場でふくだけなので手軽です。何かを飲んだり、食べたりしたら、サッとひとふき。

手や口の周りなど、ほかの部分は汚れたらすぐに洗ったり、ふいたりしますよね。歯もそれと同じです。

細かいことは気にせず、歯の表面をサッとふいておくだけでかまいません。それでも9ページの写真を見ればわかるように、面で汚れをキャッチするガーゼなら、多くの汚れを落とすことができます。

コーヒーや紅茶など、色の濃い飲み物をよく飲む人も、その習慣を身につけておくと**歯の着色防止**にもなります。

2週間行ってもらったモニターテスト（14ページ）でも、「サッとふくだけだから外食したときでも簡単にできた」など、手軽さの評価が高く、全員の方が「歯みがきの回数が増えた」と回答してくれました。

「オーダーメイド歯みがき」の時代へ

「歯や口の中への関心が高まった」というのもモニター全員に共通する感想です。
これはまさに、私が望んでいる効果のひとつです。

関心があると、自然と「もっとよくするにはどうしたらいいのかな」と知りたい気持ちがでてきますし、何か変化があったときにすぐに気づくことができるからです。

自分の歯や口の中に興味をもつようになると、自分に合ったケアも組み立てやすくなります。

口内環境は千差万別です。ですから画一的に「これとこれとこれをやればよい」と考えるのはナンセンスです。

もちろん歯の広い面をみがく歯みがきケアと、歯と歯の間をみがく歯間ケアは誰にとっても必要です。

しかし、その中でも**どの方法を選ぶべきなのかは人それぞれ**なのです。

たとえば、「歯を1日3回しっかりみがきなさい」といっても、オーバーブラッシングの人ならむしろ1回にとどめたほうがよいくらいです。

しかし、食事のたびについた汚れは落とさなければなりません。

まずは歯みがきの主役を「毒出し歯みがき」に替え、力の加減や自分の歯の形を立体的にイメージできてから歯ブラシに戻ってもらいたいと思っています。

普段、上手に歯みがきができる方ならそのままブラッシングを続けてもらってかまいません。

外出先ではステイン（着色汚れ）がつきやすい部分だけ「毒出し歯みがき」を行うなど、プラスαのケアとして有効活用してみてください。

とはいえ、歯並びは鏡を見ればわかりますが、オーバーブラッシングかどうかはなかなか自覚がありません。

オーバーブラッシングかどうかを見極めるひとつのポイントは、歯ぐきの状態です。以前に比べて歯が長くなったように感じるとか、歯の根元に虫歯ができているようなら、オーバーブラッシングで歯ぐき下がりしている可能性があります。

冷たいものや熱いものを食べるとしみる知覚過敏も、歯ぐき下がりから誘発されることが多いのでサインを見逃さないようにしてください。

歯ぐきに変化があらわれていなくても、**歯ブラシを換えてから1カ月もたたずに毛先**

が扇のように広がってしまう場合には、オーバーブラッシングの疑いありです。

該当する人は、1日3回のブラッシングを1回にするなど回数を減らし、その分、「毒出し歯みがき」を取り入れてみるとよいでしょう。

同時に正しいブラッシングを身につけてください。次の章で正しい歯みがき方法も紹介していますのでご参考に。

一度下がった歯ぐきは戻らないといわれていますが、適切な歯みがきを継続することで、それ以上の進行を防ぐことができます。

「今よりも悪くしないため」に、正しいケアをコツコツ続けていくことが大切です。

また、歯ぐき下がりしている部分には、フッ素が効果的です。

フッ素には歯を守る大きなふたつの働きがあります。

ひとつは歯の再石灰化《さいせっかいか》を促して、歯を強くする働き。

もうひとつは虫歯菌の働きを抑えて、歯を溶かす原因となる酸が放出されるのを防ぐ働き。

とはいえ、**子どものやわらかい歯には効果絶大でも、大人の硬い歯にはさほど効果がありません。**

しかし、歯ぐき下がりしている部分はエナメル質でおおわれておらずやわらかいため、フッ素でコートしたほうが虫歯になりにくいといえるのです。「歯ぐき下がりしているかな」と思ったら、歯科医に相談をしてその部分にはフッ素を使うとよいでしょう。

また、次の章で、歯間ケアについても紹介していますので、参考にして習慣にしていきましょう。

日本人は歯間ケアをしている人の割合があまり高くありません。しかし、プラークなど体の毒になる汚れは歯間にごっそりたまっています。口内をきれいに保つには、歯間ケアは必須と心得ましょう。

このように自分に合うツールは何なのか、朝、昼、晩、どのように組み合わせるのがよいのかといったことを試しながら続けていきましょう。そうする中で、「毒出し歯みがき」をしたあとのほうが口がサッパリするとか、歯ぐきの痛みがなくなったなど、実感することもでてくるはずです。それに合わせてまたケアを組み立て直していけば、理想的な方法にたどりつくことができるでしょう。

いわば「オーダーメイド歯みがき」の時代なのです。

元気で長生きを目指すなら「健口」維持を！

いつまでも元気でいたいという願いから、運動を習慣にして体力向上をはかる人が増えています。

特に高齢者は運動を意識していて、スポーツ庁が行っている「体力・運動能力調査」によると、高齢者の体力は年々上昇傾向にありますし、食事に関しても食塩の摂取量が年々減少するなど、健康意識が高まっています。

このように、病気にならないように心がける、「予防医学」は広く浸透してきました。

行政でも、死につながる重大な病気を防ぐため２００８年にメタボ健診を導入しましたが、２０２０年には新たに、体力の低下を早めに把握して改善するための「フレイル健診」が導入されます。

フレイルというのは「衰弱」を意味する言葉で、介護が必要となる一歩手前の、体が弱った状態のことを指します。

要介護状態になってから健康に戻すのは大変なので、まだ体を動かせるうちに体力の衰えに気づき、改善していこうという取り組みです。

これでますます健康増進への意識が高まり、健康寿命は延びていくことでしょう。

しかし、もっと早い段階から衰えにアプローチする方法もあります。それは**「オーラ**

ルフレイル」を予防・改善することです。

オーラルフレイルとは、文字通り「口腔（オーラル）の衰弱（フレイル）」。**オーラルフレイルはフレイルの前段階であり、口の衰弱が体の衰弱へつながると考えられているのです。**

では、なぜ、口が衰えると体も衰えるのでしょうか。

歯や舌、口の周りの筋肉などが衰えると、食べられないものが増えることで食事がおっくうになり、自然と簡単に食べられる食品を選ぶようになります。すると栄養状態が悪くなり、筋力が低下して全身のフレイルにつながるという負のサイクルを引き起こします。

また、歯の状態が悪くなったのを他人に見られたくない、うまくしゃべれないといったことから引きこもり、社会とのつながりが希薄になるということも問題になっています。フレイルが重症化するまで発見が遅れる原因にもなります。

口腔と全身の健康との関係は既にさまざまな研究が行われていて、歯の残存本数が多いと健康寿命が長く、逆に歯の残存本数が少ないと転倒リスクや認知症リスクが高いなど、たくさんのことがわかっています。

このように、元気で長生きするためには、運動や栄養、睡眠などと同じくらい、口の健康が重要であり、歯を守ることはその第一歩といえるのです。

第3章

フロスやガーゼ綿棒などで歯周病を遠ざける「歯間ケア」で歯ぐきの毒出し

歯ぐきの奥にもぐり込む歯周病菌

歯や歯ぐきの表面についたぬめり汚れは、こまめな「毒出し歯みがき」を行うことで大幅に減らすことができますが、実はまだ口の中には毒が残っています。

それは、**歯ぐきの中にたまっている毒**です。

既にご説明したように、ぬめり汚れはバイオフィルムと呼ばれるさまざまな菌の集まりであり、プラークもまたバイオフィルムの一種であると解釈されています。

プラークの中にはミュータンス菌に代表される虫歯菌や、歯周病菌も含まれているのですが、菌がいるからすぐに虫歯や歯周病になるわけではありません。バイオフィルムが厚くなり、それぞれの菌が増えることによって病原性が発揮され、引き起こされるのです。ですから、「毒出し歯みがき」を行い、バイオフィルムが厚くなる前に取り除いてしまうことは、虫歯や歯周病の予防につながります。

しかし、虫歯菌が空気のある環境で育ち、歯の表面にこびりついて繁殖するのに対し、歯周病菌は空気を嫌う性質があるため、歯と歯ぐきの間の隙間にもぐり込んで増えていきます。このようにしてできた隙間を歯周ポケットと呼びます。健康な状態でも歯と歯ぐきの間には1~2ミリ程度の隙間がありますが、歯周病菌が増えていくにしたがい、歯周ポケットが深くなっていきます。

これが、歯ぐきの中にたまっている毒の正体であり、この毒に対するケアも必要です。

歯周病は口臭の原因になるなど、さまざまなトラブルにつながりますが、その中でも深刻なトラブルがふたつあります。

ひとつは、歯が抜けてしまうこと。

虫歯が進行して歯が折れたり、抜かなければならなくなることもありますが、実は歯を失う一番の原因は歯周病なのです。

歯の硬い部分にできる虫歯と違い、歯を支える骨がダメージを受ける歯周病は何本もまとめて抜けることが少なくない怖い病気だからです。

第2章でオーバーブラッシングによる歯ぐき下がりについてご説明しましたが、実は歯ぐき下がりの多くは、歯周病が原因です。歯ぐき下がりのほかに、歯ぐきが腫《は》れているとか、歯が揺れるといった症状があれば歯周病が影響している可能性が大。歯が抜けてしまう前に、しっかり歯ぐきの毒出しも行ってください。

ほかにも、ホルモンバランスなどが影響して歯ぐき下がりが起こることがあります。とはいえ、多くの場合、そのような要素に加えて、オーバーブラッシングが追い打ちをかけています。ですから、歯周病など、ほかの原

[歯ぐき下がりは歯周病でも起こる]

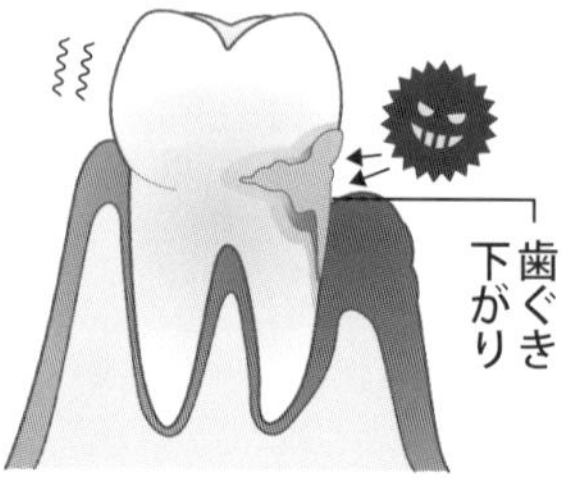

歯周病だと歯が揺れる

歯ぐき下がりにプラスして、歯ぐきが赤く腫れている、歯を押すと揺れるといった症状があれば、歯周病の可能性があります。

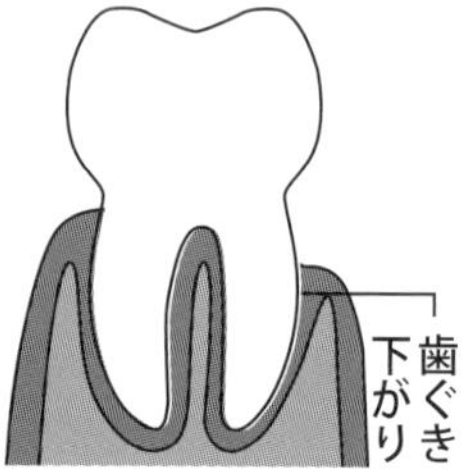

オーバーブラッシングなら歯は揺れない

歯ぐきは健康的なピンクで腫れもなく、歯も揺れない。それでも歯ぐき下がりをしているなら、オーバーブラッシングが原因の可能性が。

因がある場合でも、**「毒出し歯みがき」を取り入れるなどして、オーバーブラッシングを改善しなければいけないことに変わりはありません。**

歯の残存本数は寿命と比例し、さらに、残っている歯が多い人は、少ない人に比べると要介護状態になるリスクも低いのです。つまり、寿命だけでなく、制限なく生活できる期間である健康寿命を延ばすためにも、できるだけたくさんの歯を残すことが重要というわけです。

元気で長生きを目指すためにも、歯周病にはしっかり対処していきましょう。

日本人の死亡原因の上位に入る病気の大半が歯周病と関係

歯周病が起こすもうひとつの大きなトラブルは、**深刻な病気を引き起こす**ことです。

近年、医療従事者やオーラルケアメーカーが「歯周病が全身疾患を起こす」という啓発活動を行うなど、情報を発信することが増え、歯周病と病気の関係はよく知られるようになってきました。しかし、まだまだ、歯周病を気にする人が少ないということは、正しい情報がいきわたっていないのだと思います。

日本人の死亡原因（２０１８年）は上から順に、がん、心疾患、老衰、脳血管疾患、肺炎です。実は、この中で**老衰以外、すべての病気に歯周病が関係**しています。

なぜ全身の病気につながるかというと、歯周病菌は血管を通じて体内に侵入してくるからです。歯周ポケットが深くなればなるほど、炎症を強める物質が増え、歯ぐきの血管から血液中に流れでていきます。

たとえば親知らず以外の28本の歯がすべて歯周病で、深さ5ミリの歯周ポケットがある場合、ポケットの内側の面積はどれぐらいになると思いますか？　何と、約72平方センチメートル、大人の手のひらと同じぐらいの面積になるのです。

それぐらい歯周病が進行していると、歯ぐきから血がでるようになりますが、出血＝

毛細血管の破裂です。歯周病を放置しておくことは、手のひら一面がズタズタに傷ついて出血しているところに、毎日「毒」を塗り込んでいるのと同じことだとおわかりいただけたでしょう。

そのようにして体内に浸入してきた歯周病菌や炎症物質は、体内の血管にも同じようにダメージを与え、動脈硬化などを引き起こします。その結果、血栓によって血管が詰まって起こる心筋梗塞などの心疾患や、脳血管疾患のリスクが高まるのです。

また、歯周病菌はがんリスクを上げるともいわれています。

［ 歯周ポケットを広げてみると…… ］

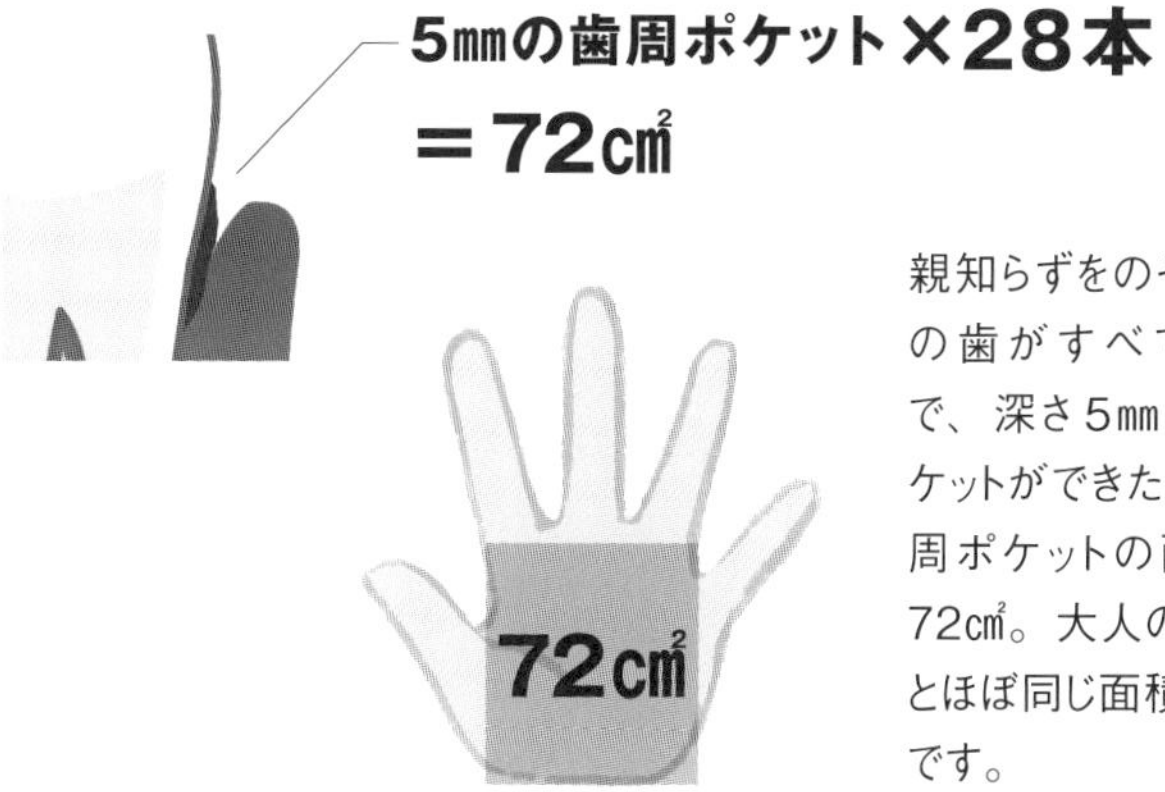

親知らずをのぞく28本の歯がすべて歯周病で、深さ5㎜の歯周ポケットができた場合、歯周ポケットの面積は約72㎠。大人の手のひらとほぼ同じ面積になるのです。

2018年に発表されたニューヨーク大学の研究では、歯周病菌の中でも特に悪さをするポルフィロモナス・ジンジバリス菌（P・g菌）の保菌者はすい臓がんの発症リスクが1・6倍、アグリゲイティバクター・アクチノマイセテムコミタンス（A・a菌）の保菌者は2・2倍高くなるというデータがでました。

また、タフツ大学などが行った共同研究によると、**歯周病が重度の人は、軽度から歯周病でない人と比較して、がんの発症リスクが約24％高かった**そうです。

最も高かったのは肺がんで、次が大腸がん。

このふたつは日本人の死亡原因となるがんの中でも1位と2位です（2017年）。

どのようなメカニズムがあるかはまだ解明されていませんが、歯周病を予防するにこしたことはありません。

肺炎になりたくなければ口内の毒を出しましょう

肺炎も歯周病菌などの細菌が口から肺に入り込むことで起こります。

食べたものは本来、食道に入って胃腸へと送られますが、何かの拍子に誤って食道ではなく肺に入ってしまうことがあり、これを誤嚥《ごえん》といいます。

しかし、誤嚥性肺炎は、間違えて肺に入ってしまうこと自体が肺炎の原因になるわけではありません。**歯周病菌といった悪さをする菌が流れ込むことで炎症を引き起こすことが原因**なのです。ですから口の中に悪い菌がたくさんいると、その分リスクが高まるといえるのです。

近年、肺炎が日本人の死亡原因の上位に挙がるようになりましたが、肺炎で亡くなる人のほとんどが65歳以上の高齢者です。

加齢とともに免疫力が下がるため、肺炎の原因菌に感染すると重症化しやすくなるというのも一因ですが、うまく飲み込めない、むせるといった口の機能の低下で誤嚥による肺炎を起こしやすくなるというのも大きな理由です。

実際、高齢者の場合、**肺炎の約7割は誤嚥と関係**しているといわれています。口内環境を良好に保つことは、肺炎予防の要《かなめ》といえるでしょう。

ほかにも認知症や糖尿病など、歯周病が大きく関係している病気は枚挙にいとまがありません。

インフルエンザも口の中が汚れていると感染しやすくなるといわれています。口内の悪玉菌の中には、インフルエンザウイルスの侵入を助ける酵素を出すものがあるからです。

高齢者施設にデイケアで通う人を対象として行われた調査でも、歯科衛生士による口腔ケアと口腔衛生指導を受けたグループは、自分なりの口腔ケアを行ったグループに比べると、インフルエンザの罹患者数が約10分の1でした。

さらに罹患《りかん》したあとも、**口の中が不衛生だと重症化する**という報告もありますので、口内を清潔に保つことを心がけましょう。発熱時は食欲もなく、糖分が多いスポーツドリンクなどを飲んだまま寝てしまうという方も多くいるでしょう。長引かせないように、口のケアを徹底することもポイントです。

正しい口腔ケアがインフルエンザ予防につながるというのは、高齢者に限ったことではありません。横浜市のある小学校では、インフルエンザが大流行しているときでもほ

［ 歯周病と関係がある全身疾患 ］

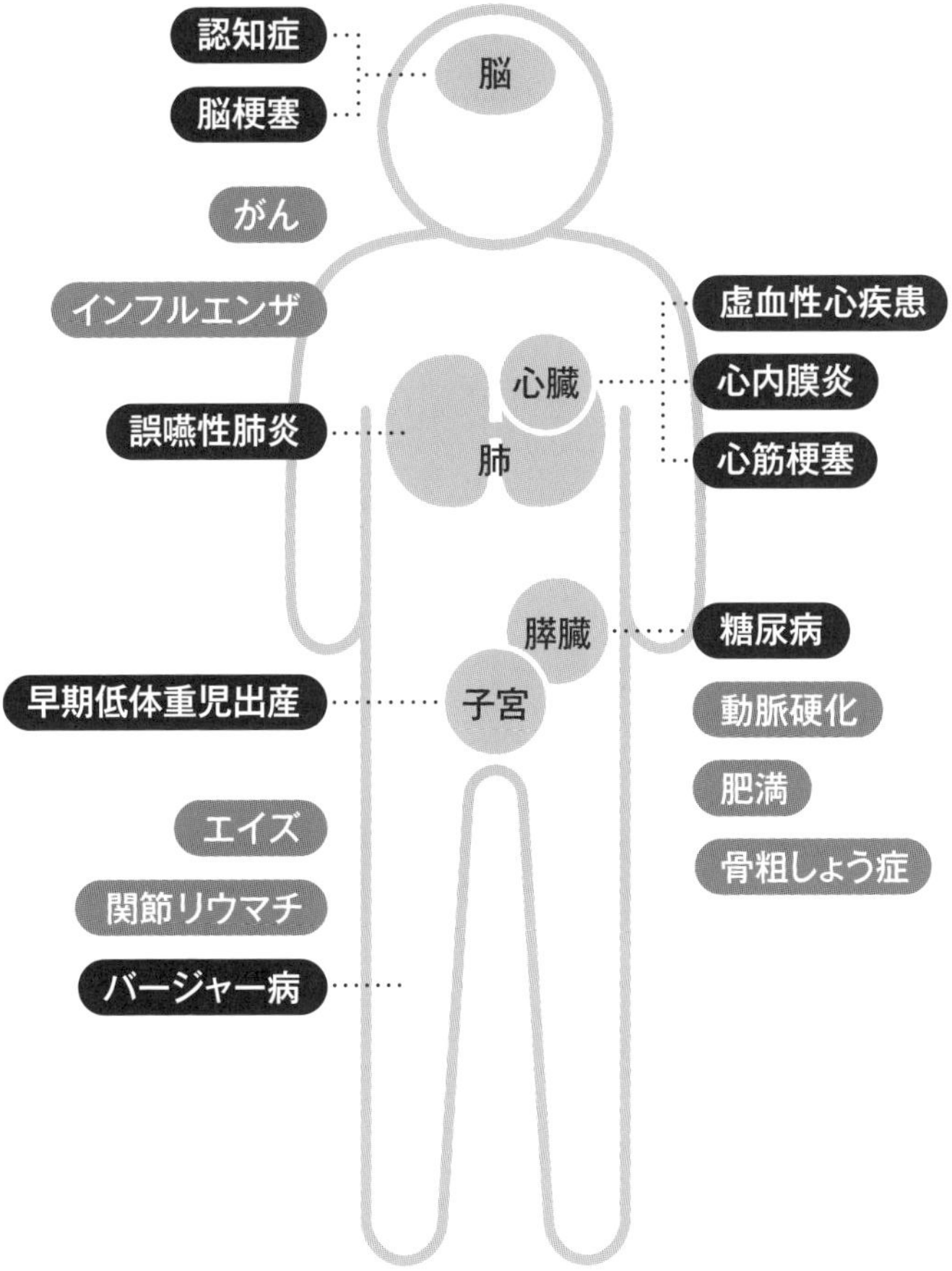

とんど罹患者がでず、数年にわたり学級閉鎖もされなかったことで話題になりました。

その理由として考えられているのが全校児童一斉に行われる昼歯みがきです。歯科医師や歯科衛生士が頻繁に学校を訪れ、歯みがき指導や検査を行っているため、児童全般が歯みがき上手で、虫歯罹患率も全国平均よりずっと低いそうです。

みなさんも、汚れをため込まない習慣を身につけて、常に口の中をよい状態に保つことでインフルエンザを予防しましょう。

毎日歯をみがいても歯周病になる人が急増する理由は？

歯周病は恐ろしい病気でありながら、それほど深刻に受け止めてもらえないため、罹患者がとても多い病気です。

平成28年に厚生労働省が行った「歯科疾患実態調査」によれば、45〜54歳のほぼ半分に4ミリ以上の歯周ポケットがある、つまりは中期の歯周病であり、65〜74歳になると60％近くの人が該当します。

中高年に限らず、15〜24歳でも20％近くが、25〜34歳では30％以上が中期の歯周病に当てはまるのです。

深刻なことに、**歯周病はすべての年齢において増加**しています。**特に若年層の増加傾向は顕著で、15〜24歳では前回調査（平成23年）から倍増**しています。

一方で、1歳以上の人の約95％が毎日歯をみがいていることも同じ調査からわかっています。つまり、食べカスがプラークになる前に歯をみがいているはずなのですが、これほど歯周病が広がっているのは、やはり多くの人が目的に合わない歯みがきを続けているためといえるでしょう。

歯ぐきにもぐり込もうとする悪い菌をかき出す

歯周病や誤嚥性肺炎の原因となる菌は、口の中が汚れていればいるほど増えてしまいます。防ぐためには、口の中をきれいに保つことが不可欠であり、そのためには日々の

「毒出し歯みがき」が役に立ちます。

しかし、それだけでは十分ではありません。先に説明したように、歯周病菌は歯ぐきの奥へともぐっていくため、歯ぐきの毒出しが必要です。

歯と歯ぐきの境目は、みがき残しが多い部分です。

子どもの頃に歯を赤く染め出して、みがき残しを見る検査を受けたことはありませんか？　あの染め出しをしてみると一目瞭然。歯と歯ぐきの境はべったりと帯状に汚れが残っている人が多いのです。

この境目は、細かい汚れをかき出すことにすぐれた歯ブラシが役立ちます。

とはいえ第2章でも紹介したように、オーバーブラッシングだと逆効果ですから、90ページで紹介するように、正しく歯ブラシを持ち、適度な圧でやさしくみがくことを習慣づけてください。

また、対象が歯か歯ぐきかによって歯ブラシの毛の硬さを変えましょう。硬いエナメル質をこするのと同じ歯ブラシ、同じ強さで歯ぐきもゴシゴシやってしまうと、あっという間に傷つきます。この理屈に気づかず漫然とみがく人がいるので、オーバーブラッシングが起きるのです。

歯の表面をみがくときは歯に対して垂直に毛先を当てますが、歯と歯ぐきの境目をみがくときは歯ブラシを斜め45度に傾け、小刻みに動かして汚れをかき出しましょう。

歯と歯ぐきの間の溝に、毛先を入れるように行うのがポイントです。

ガーゼ綿棒（42ページ）もおすすめです。歯ぐきの際にべったり残ったぬめり汚れをガーゼの繊維がからめとってくれます。

口の中の汚れをしっかり落とすには、歯間ケアが必須

さらに、**絶対に取り入れてもらいたいのが、歯間ケア**です。

[歯ブラシは正しく使おう]

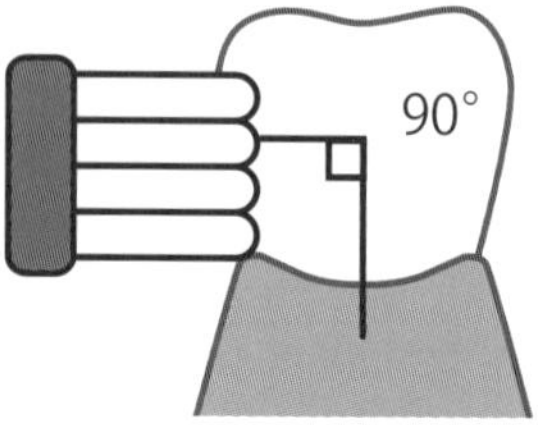

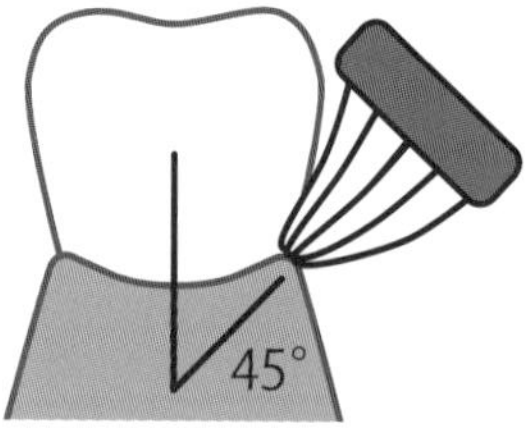

ブラッシングは毛先で汚れをかき出すのが正しい方法。力を入れすぎてしまうと、毛が割れて肝心の毛先が歯に当たりません。力が入りすぎないよう、鉛筆と同じように軽く持ちましょう。
また、歯の表面をみがくときは、歯に垂直に毛先が当たるように、歯と歯ぐきの間をみがくときは、毛先が 45 度になる角度でみがきます。
ブラッシングの際はかならず鏡を見ながら行いましょう。

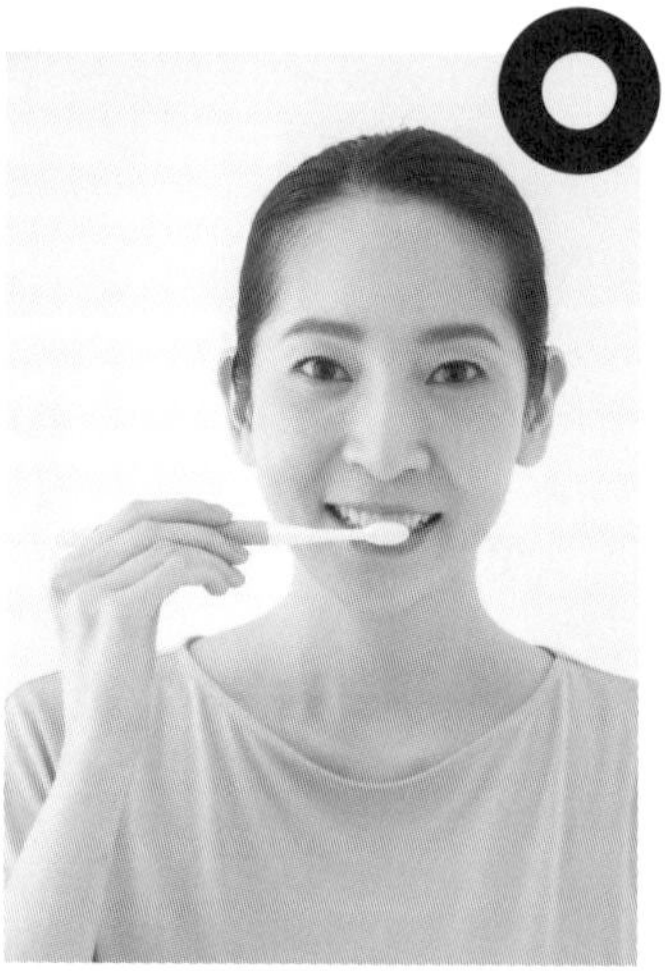

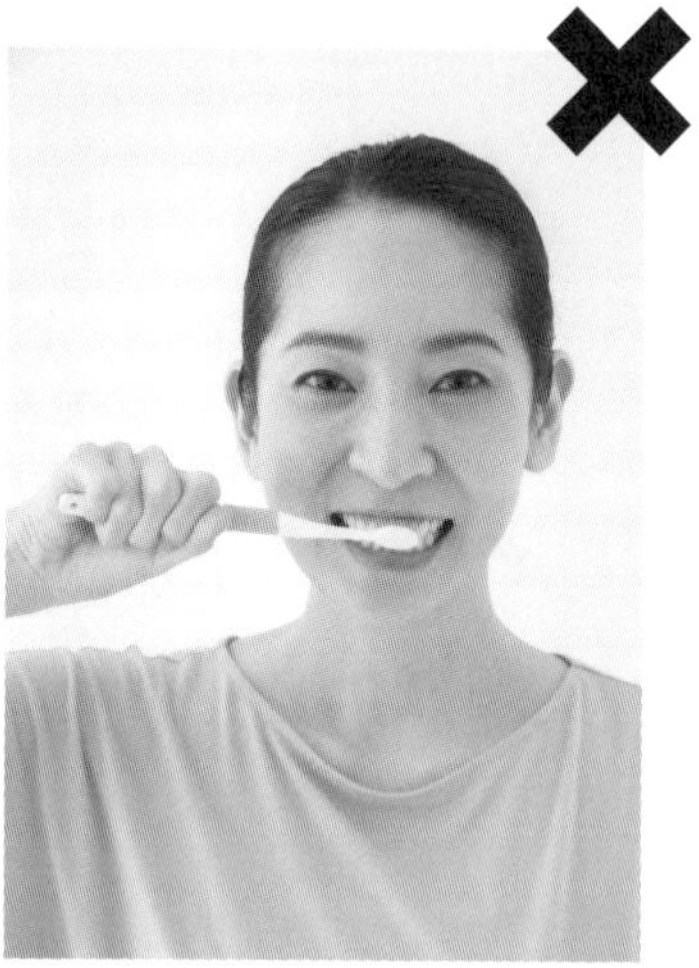

歯と歯の間の汚れは、歯ブラシでもガーゼでも、うがいでもとれません。そのため歯間ケアを行っていないと、いくら一生懸命ブラッシングをしても汚れがごっそり残ってしまいます。

どれくらいの汚れが残っているかというと、歯ブラシだけのケアではプラークの除去率は何と6割以下！　**4割以上の汚れが残っている**のです。

しかし、日本人は歯間ケアをする人の割合が低く、2019年にあるメーカーが行った調査によると、日本人のデンタルフロス使用率は39%程度。半分もいません。2013年に発表された、ほかのメーカーの調査では約20%でしたので、この数年のうちに歯間ケアの意識は高まりつつあるとはいえます。

とはいえ歯科医の立場から見れば、**日本人に歯周病や大人の虫歯が多い大きな原因は、歯間ケアの普及率の低さと関係があるのは確実**でしょう。

ふだん、歯間ケアをしないという人は、一度、フロスを奥歯に通して、その臭いを嗅《か》いでみてください。歯間ケアの必要性を実感できるはずです。

歯間ケアに使うのはデンタルフロス、または歯間ブラシが一般的です。歯ブラシとデンタルフロスを併用すると、プラークの除去率は約86%、歯間ブラシとの併用だと約95%まで上がるという研究結果があります。人によってどちらが向いているのかは異なりますので、これから紹介する特徴を参考にしてください。

どの歯でもケアをしやすい歯間ケアの定番、デンタルフロス

歯と歯の間のケアとして一般的なのが、デンタルフロスです。

最初は難しく感じるかもしれませんが、慣れていくと奥歯でも前歯でも、**どこの歯でもケアをしやすい、なくてはならない存在になるはずです。**

フロスにはワックスでコーティングされているワックスタイプと、ノンワックスタイプとがあります。

ワックスタイプはすべりがよいので歯と歯の間に入れやすく、かつ切れにくいのでフロス初心者にはこちらがおすすめです。

歯にかぶせ物が多い人もワックスタイプのほうが使いやすいでしょう。

ノンワックスタイプはワックスで固められていないので、フロスの繊維が広がりやすく、その分、歯にフィットするため、しっかり汚れをからめとることができます。

ただし、引っかかると切れやすいので、フロスに慣れていて、歯にかぶせ物が少ない人におすすめです。

また、角度を工夫すると、**フロスは歯周ポケットの中まで入れて汚れを落とすことができるため、歯周病予防に役立ちます。乾布摩擦のイメージで歯の全周にぐるりと当てましょう。**

フロスを入れると出血するという理由で、苦手意識をもっている人も多いのですが、むしろフロスを使っていないことが出血の原因になっている可能性があります。

なぜ、フロスをすると血がでるのかというと、その部分の歯ぐきが、歯周病菌などの

の使い方 ］

準備

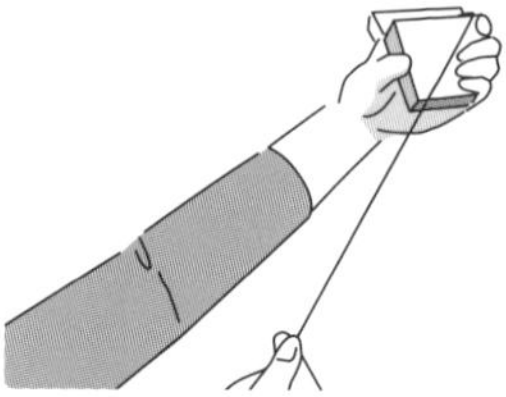

1 回分のフロスを切り取ります。1 回分は約 40 センチ。個人差はありますが、指先からひじくらいの長さがだいたい 40 センチです。

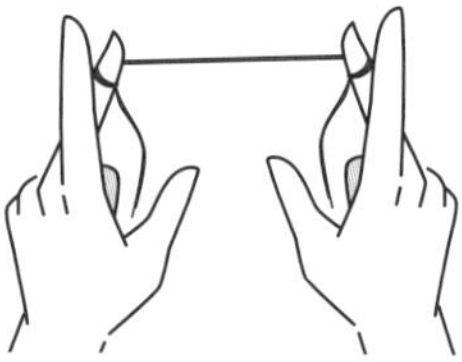

片手の中指に 2 ～ 3 回フロスを巻きつけたら、指と指の間が 10 ～ 15 センチくらいになるように間隔を空けて反対の中指にも巻きつけます。

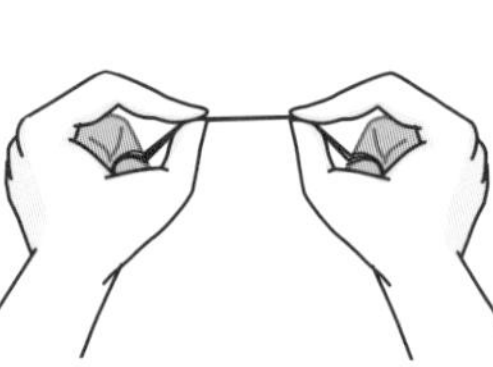

使用するときは、両手の人さし指と親指でフロスをつまみ、ピンと張った状態にして歯と歯の間にさし込みます。

1

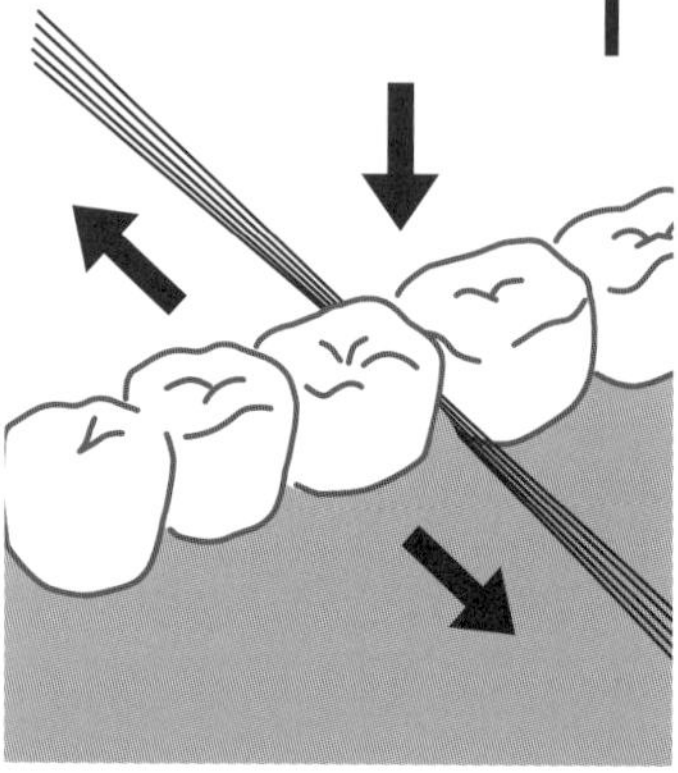

フロスを前後に動かしながら、やさしく歯と歯の間に通します。勢いよく入れると歯ぐきが傷つくこともあるので注意。

2

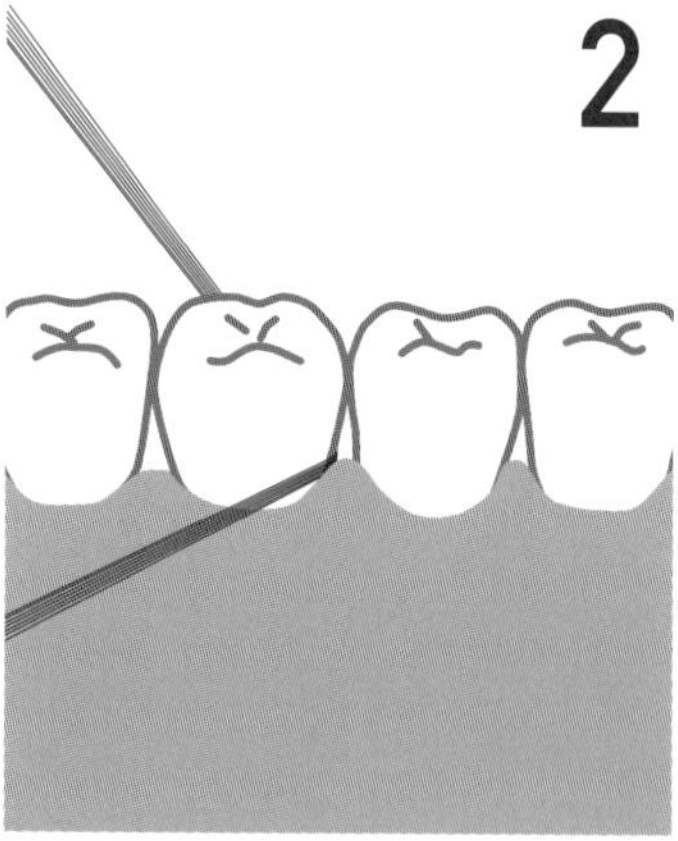

歯と歯ぐきの境目よりも下、つまり歯ぐきの中（歯周ポケットの中）にもゆっくり通します。

[　デンタルフロス

POINT

上左奥歯からなど、順番を決めて行い、やり残しがないようにしましょう。

POINT

次の歯と歯の間に通す前に、使うフロスの位置を少しずらし、きれいな状態で使いましょう。

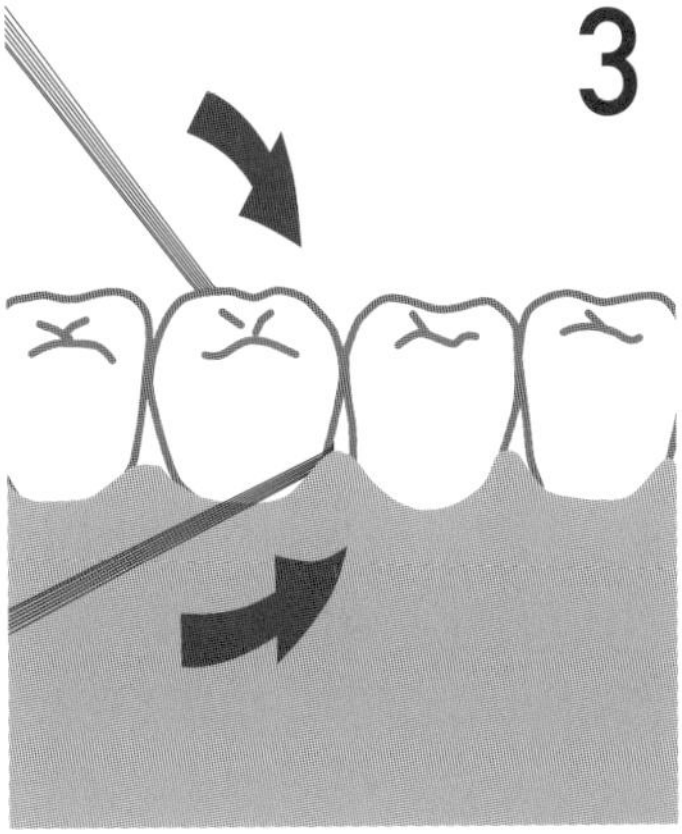

フロスを片方の歯の側面に沿わせ、左右に動かしながら上に移動させ、歯と歯の間の汚れをかき出します。

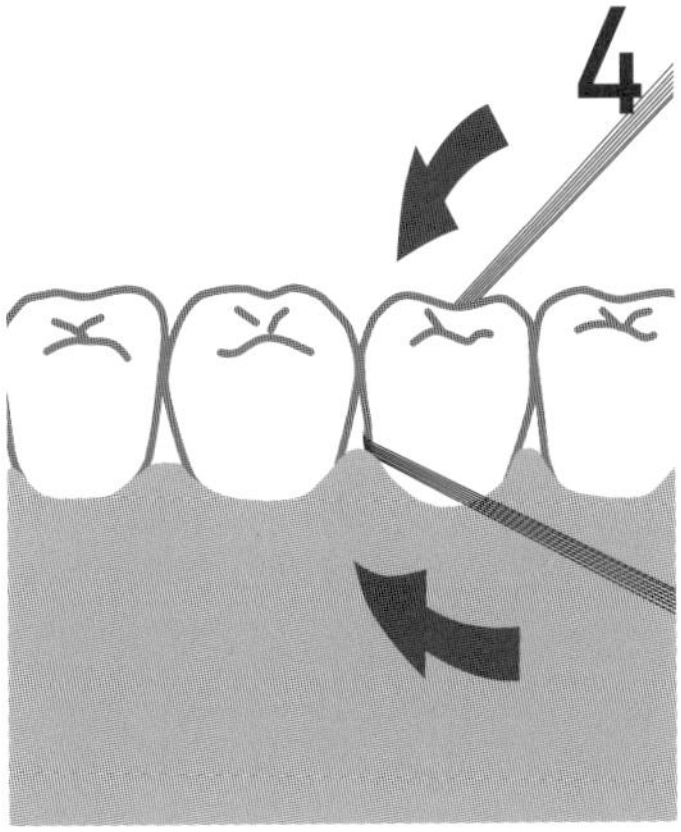

フロスを再び2の位置までおろし、今度は反対側の歯の側面にフロスを沿わせ、同様に汚れを落とします。

細菌が集まることで炎症を起こし、腫れているからです。

腫れている部分はちょっと刺激を与えるだけで簡単に出血します。ですから、フロスが触れるだけで出血してしまうのです。

この場合、むしろしっかりフロスをかけて、歯肉の炎症を止めなければいけません。逆にいえば、フロスをかけても出血しなくなれば、歯肉の状態が改善したと考えてもよいでしょう。

ごくまれですが、フロスを強く入れすぎて、健康な歯肉を傷つけ出血させているケースもあるので注意が必要です。前のページで紹介した正しいフロスの使い方を参考にして、しっかりとマスターしてください。

「Floss or Die（フロスをしますか、それとも死にますか）」

これは1990年代にアメリカ歯周病学会（AAP）が発表した歯周病予防キャンペーンのスローガンです。

歯周病は心疾患や脳卒中など死に直結するような病気と深く関係しています。フロスをしないとプラークがたまって歯周病に近づくわけですから、言葉は厳しくとも「死にたくなければフロスをしろ」というのは実に正しいメッセージなのです。

隙間がある部分には歯間ブラシを使う

一方、歯間ブラシは隙間が大きい場所に向いています。パッと見て歯と歯の間が歯肉で埋められていない、つまり、**隙間が見える部分には歯間ブラシ**を使いましょう。

歯間ブラシには、針金とナイロン毛でできたものと、ゴム製のものとがあります。昔からあるのはナイロン毛のほうですが、ゴムは当たりがやわらかいので初心者でも使いやすくなっており、汚れのとれ具合に違いもありません。

ハンドルの形も角度がついたL字型と、まっすぐなストレート型とがあります。前歯だけならストレートがよいのですが、奥歯や全体に使いたい場合にはL字型のほうがおすすめです。

また、歯間ブラシはサイズも幅広くあります。メーカーによっても多少太さは異なりますが、SSSなどSの数が多いほど細く、0・6〜0・7ミリ程度からラインナップさ

の使い方]

準備

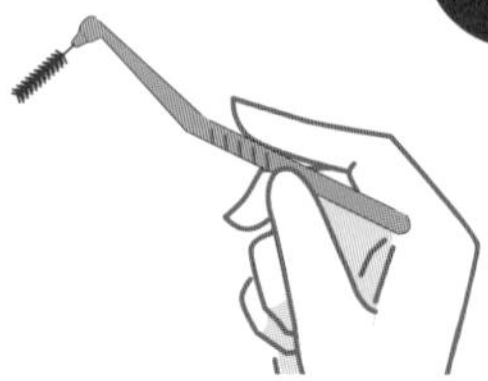

歯間ブラシも歯ブラシ同様に、力を入れすぎると歯ぐきを傷めてしまいます。鉛筆と同じように持ちましょう。

1

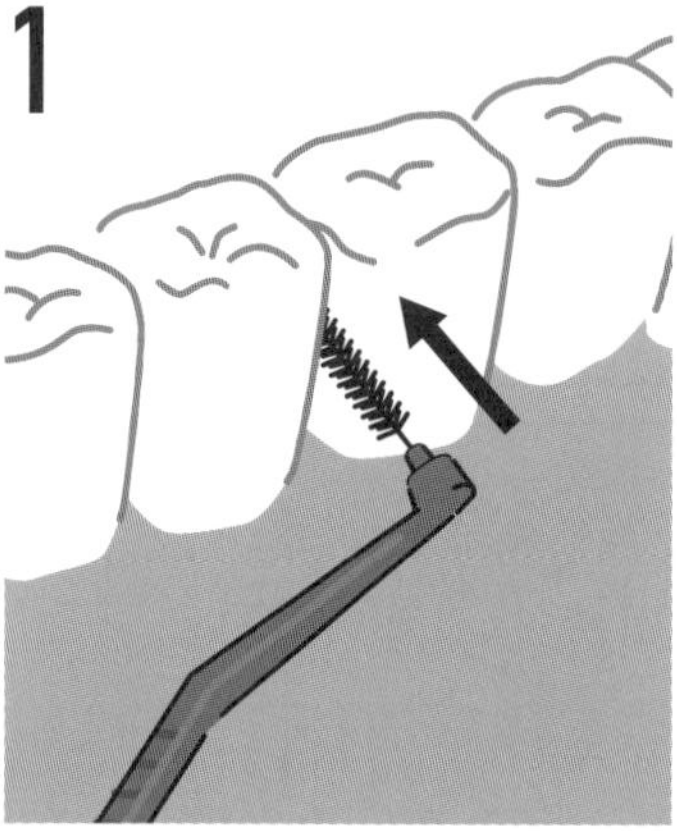

歯ぐきを傷つけないよう、奥歯に入れる際は口を大きく開けすぎないように注意しながら歯間に差し込みます。

2

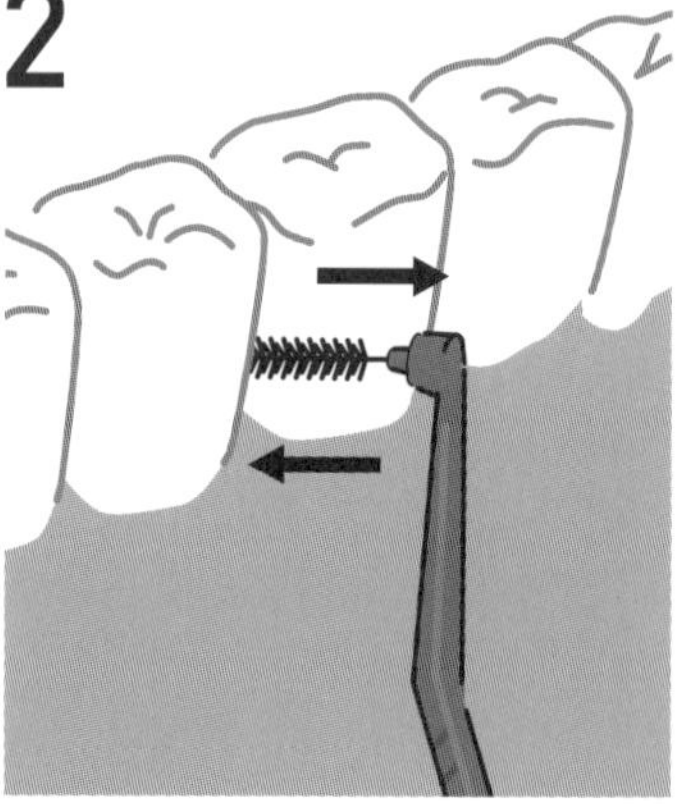

しっかり挿入したら、前後に出し入れするように２～３回往復します。

[　歯間ブラシ

POINT

歯間ブラシは使用後、歯ブラシ同様にきれいに洗って風通しのよい場所で乾燥させます。

POINT

必ず鏡を見ながら使ってください。

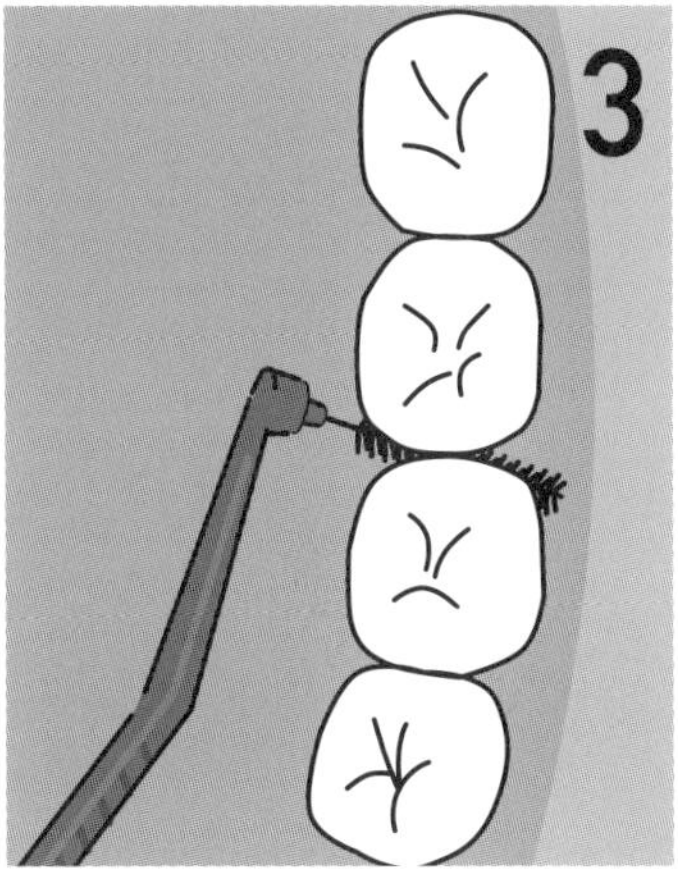

奥歯は内側からもゆっくり入れて汚れを落としましょう。

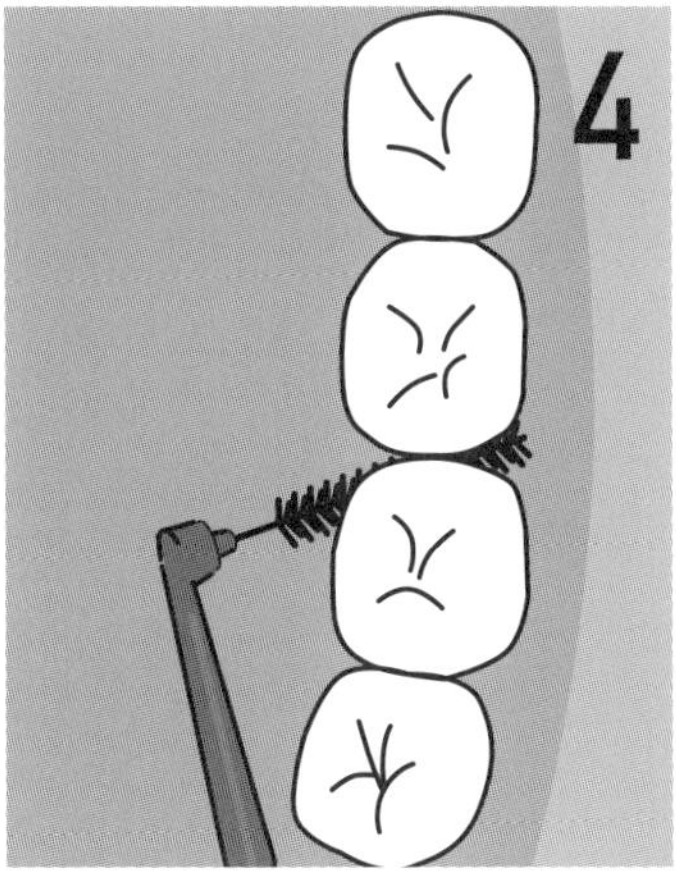

無理な方向で入れると歯ぐきを傷つける原因に。痛みを感じるようなら方向を変えてください。

れており、Mを経て、Lの数が多くなるほど太くなります。

自分に合うサイズがわからない場合は、定期検診の際などに歯科医院で相談してください。

使い捨てタイプでない場合、歯間ブラシのケアは基本的に歯ブラシと同じです。使用後はよく洗い、風通しのよい場所で保管し、毛が乱れてきたら取り換えましょう。

プラークがしつこい汚れであることは、歯ブラシについたあとも同様です。うっかりすれば歯ブラシ上でも菌が増殖してしまい、汚れの塊《かたまり》に……。夜中にこっそり、誰もが苦手なあの黒い虫が歯ブラシにたかっていたという話もあるほどです。

洗うだけでは心配という人は、ブラッシング前に「毒出し歯みがき」をして、歯ブラシの汚れを軽減したり、抗菌スプレーを利用したりして、歯ブラシや歯間ブラシを清潔に保ち、早めに取り換えるよう心がけましょう。

糸ようじは初心者でも使いやすいフロス

歯間ケア用品としては、糸ようじも一般的です。

糸ようじもデンタルフロスの一種で、先に紹介したフロスが「糸まきタイプ」と呼ばれるのに対し、柄がついたものは「ホルダータイプ」と呼ばれます。

ホルダータイプは使い捨てが一般的ですが、洗って繰り返し使用できるものもあります。糸まきタイプのフロスは慣れないと使いづらいのに対し、**ホルダータイプは初心者でも扱いやすく、奥歯にも楽にアプローチできるのが特長です。**

ただし、一般的には、フレキシブルに使える糸まきタイプのほうがよく汚れを落とすことができます。

また、歯間に入れる部分をずらしながら使える糸まきタイプに対して、**ホルダータイプは、歯間の汚れをほかの歯間に移してしまう可能性がある**のが欠点です。

特に奥歯はケアが行き届かず、歯周病にもなりやすい部分です。できれば奥歯は糸まきタイプを使うのがおすすめですが、難しいようなら水洗いしたり、ふきとったりしながら使うようにしましょう。

ホルダータイプにも種類がありますが、一般的によく見るのはF字型と、T字カミソリのような形をしたY字型の2種類です。

F字型は前歯に、Y字型は奥歯に使いやすいといわれています。奥歯だけはホルダータイプで、あとは糸まきタイプを使う、前歯はF字型で奥歯がY字型など、組み合わせて使うのもおすすめです。

また、自宅ではフロス、外出時は手軽な糸ようじと使い分けるのもよいでしょう。携帯ケースに入った糸ようじも市販されており便利です。

歯間ケアは歯みがきの前に！

口腔ケアの基本は歯みがきと歯間ケアですが、患者さんに聞いてみると先に歯みがきを行う人が多いようです。しかし、実は**歯間ケアを先に行うほうが汚れを効率的に落とせます。**

実際に、歯ブラシ→フロスの順でみがいたグループと、フロス→歯ブラシでみがいたグループとを比較したところ、フロス→歯ブラシグループのほうが有意に口腔内のプラークが減少したという報告がアメリカ歯周病学会機関誌に掲載されました。

フロスをかけると、歯間に詰まっていた食べカスやプラークがほぐれやすくなります。その後にブラッシングを行い、さらに口をすすぐことで、より効果的な清掃ができているのでは、と考えられているようです。

毒出し歯みがきは歯ブラシ同様、広い範囲のケアですから、**歯間ケア→毒出し歯みがき→毒出しうがい**の順になります。

歯周病治療は生涯にわたるプラークコントロール

歯周病は一度罹患すると、根治が難しい病気のため、プラークコントロールを徹底して、それ以上悪くしないことが重要になります。

紹介したような歯間ケアを継続していくことはもちろんですが、しばらく歯科医院に行っていないという人は、ぜひ歯科検診を受けてください。

歯周ポケットを計測して、歯周病であるかどうか、どれくらい進行しているかを調べたり、プラークが固まってできた歯石を除去したりするなど、セルフケアしやすい状態に導いてくれるからです。

また、歯周病は同じ菌に感染していても、症状のあらわれ方は人によって異なります。なぜなら、歯並びや免疫力、ストレス度、生活習慣、糖尿病の有無などにより、個体差があるからです。

そのため、人それぞれのケアが必要となります。そのようなケアを歯周病菌の宿主であるということから、ホスト（宿主）ケアといいます。

効率よく改善するためには何をすべきなのか、それを知るためにも歯科医院と二人三脚で治療に当たってください。

子どもや若い人への歯周病の啓発が新たな課題

歯周病というと中高年の病気という印象が強いですが、根治が難しい歯周病だからこそ、なる前やひどくなる前に予防や改善に努める必要があります。つまり、子どもや若い世代にもっと情報を広めていかなければなりません。

また、歯周病菌の中でも特に悪さをする菌は、18歳以上になると口の中に定着することがわかっています。それぐらいの年齢になると、キスも経験するようになることから、感染するリスクも高まります。

大阪大学歯学部では、キスをする前に相手に歯周病検査を受けてもらうか、食品保存のラップ越しにキスをするよう学生に教えるそうです。極悪な歯周病菌は、一度感染するといなくなることはないため、それぐらいの心構えが大切なのです。

また、菌が侵入してきても、口の中がきれいなら感染リスクは低くなります。ところが、医療費の補助が減ることなどが影響して、16歳以降は歯科の受診率が大きく低下するといったことから、ちょうど罹患しやすい時期に口内環境は悪くなる傾向にあります。高校生以上になっても歯科検診を定期的に受けさせるなど、口腔ケアへの意識を高めていきましょう。

若年層への啓発として、興味深い取り組みをご紹介します。

自分たちで危機意識をもち、活動を始めている高校生がいるのです。品川女子学院インターアクト部では「歯周病」と歯周病が影響している「国の医療費増大」に若者がもっと目を向けるようにと、ＮＰＯ「Whiteeeeth」を設立しました。

ＹｏｕＴｕｂｅで動画も配信されているので、ぜひご覧になってみてください。

第4章

いやな口臭予防から口腔がんの早期発見まで「舌みがき」で舌の毒出し

口臭の6割は舌にたまった舌苔から

口臭を気にする人は多いのに、それに対する根本的なケアをしている人は意外と少ないものです。


口臭の原因は大きくわけるとふたつ。

ひとつは細菌の塊《かたまり》であるプラーク。これは第3章で紹介した歯ぐきの毒出しを行うことにより改善することができます。

もうひとつは舌にこびりついた汚れである舌苔《ぜったい》の臭い。

口内が原因の口臭のうち、約6割は舌苔からの臭いだといわれています。

舌苔の正体は、たまった垢《あか》。

皮膚はターンオーバーを繰り返し、古くなった細胞を垢として排泄していることは知られていますが、口の中の粘膜も同じように新陳代謝をしています。

本来、しっかりよく噛《か》んで食べていれば舌の動きで舌苔も長くとどまらないのですが、あまり噛まないで食事をしていたり、汚れが残りやすいやわらかい食べ物を好んでいると、舌苔が蓄積していきます。

すると、その**舌苔をエサとして細菌がどんどん繁殖し、不快な臭いを放つ**ようになるのです。

臭いを予防・改善するためには、日々のお掃除が重要です。

1日1回の「舌みがき」（32ページ）を習慣にしましょう。

舌の上は平らなように見えても、無数の突起が集まってできています。舌苔はその中にもぐり込んでいますので、汚れを浮かせるようなイメージで行ってください。

歯みがきのついでに歯ブラシで舌をみがく人がいますが、これは絶対にやめていただきたい行為です。

舌の表面に傷がついて炎症を起こし、余計に臭いが強くなったり、味覚を感じる味蕾《みらい》

が傷ついて味覚障害を起こすことがあるからです。

その点、ガーゼを使う舌みがきならやさしくふくだけで汚れをからめとってくれるので、舌を傷つけません。

とはいえ無理は禁物。1回ですべて取り除くのではなく、日々続けていくことで、きれいにするという意識が大切です。

舌みがきのついでに誤嚥防止の舌運動

舌の奥のほうについた舌苔は、無理に取り除こうとすると気持ち悪くなってしまいますが、**この部分は特に汚れがたまりやすく、掃除をすることはとても大切。**舌をできるだけ前に突き出して、少しずつ慣らしながらふきとるようにしましょう。

舌を前に突き出すといった運動は、舌の筋トレにもなります。

実は、舌のほとんどは筋肉からできています。舌の筋力が弱まると飲み込む力が低下し、誤嚥《ごえん》を招きやすくなるのでトレーニングが必要なのです。舌を突き出す動作は、嚥下《えんげ》をよくするための体操にも組み込まれている、舌の運動のひとつです。

食事をしていて食べこぼすことや、むせる機会が増えてきたら、舌の筋力が低下している可能性があります。「舌みがき」のついでに、舌を左右にも突き出す、鼻やあごの先をなめるようにする運動を行うのもおすすめです。

舌を鍛えるメリットは飲み込みがよくなるだけではありません。滑舌《かつぜつ》がよくなって言葉が明瞭になりますし、発声がよくなって歌が上手にもなります。ぜひプラスの運動として行ってみましょう。

舌をよく観察することで、舌がんから身を守る

「舌みがき」のもうひとつのメリットは、**鏡を見ながら行うことで、舌の変化に気づき**

やすいということ。

具体的には、**舌がん**です。

2019年、タレントの堀ちえみさんが罹患《りかん》を公表したことで、舌がんが注目を集めました。口腔がん検診を行っている歯科医院には予約が殺到し、受診者がふだんの10倍になったところもあったそうです。

みなさんの中にも「私の口は大丈夫?」と、心配になった方がいるのではないでしょうか?

センセーショナルなニュースではありましたが、堀さんの勇気ある発言で「口の中にもがんができるのだ」と多くの人に知ってもらうきっかけになりました。

日本における舌がんをはじめとする口腔がんは、発見が遅れることが多いとされ、罹患者は少ないものの致死率が高いという点が問題です。

また、罹患者数も死亡者数も年々、増加傾向にあります。

その数は何と、30年前と比べ4倍以上！

日本人の意識が変わらなければ、この先も増加していくだろうと考えられています。

超高齢化を迎えた日本では、これからも病気の多様化が進むでしょう。歯や歯周組織だけでなく、粘膜にも目を向ける習慣が必要なのです。


口腔がんの多くは見ることも触ることもできるのに、なかなか早期発見されないのは、**口腔がんに対する認知度が低いという理由も挙げられます。**


口腔がんへの関心が高いアメリカと比較してみると、よくわかります。

アメリカは口腔がん検診が実質的に義務化されており、口内への関心が高い国です。

そのため口腔がんの致死率は低下しており、現在は約20％です。


一方、日本では約36％と非常に高い数字を示し、先進諸国の中では唯一、口腔がんによる死亡者が増え続けています。

早期発見の場合、口腔がんの5年生存率が約90%であることを考えれば、日本の致死率の高さが発見の遅れにあることは想像に難くありません。

国民皆保険により、誰でもあまりお金をかけずに歯の治療が受けられることが裏目にでて、口腔ケアにそれほど関心がない文化が影響しているのかもしれません。

ですから**口腔がんの致死率を下げるには、正しい口腔ケアを行うとともに、変化に気づく目線を養うことが重要**なのです。

そのためにも歯みがき、「舌みがき」を行うときには、鏡を見ながら**「何か変化はないかな」という意識**をもって観察する習慣をつけていきましょう。

毒出し歯みがきでがんを早期発見、チェックポイントはここ！

口腔がんには、痛みなどの自覚症状がないことも少なくありません。そのため、がんやその兆候があらわれていても、口内に関心がなければ早期発見しづらいのです。

大切なのは、ふだんから異変がないか自分の口の状態を把握しておくこと。

特に、口腔がんリスクが高い人は歯みがき時に口の中を念入りに見るようにしてください。

口腔がんリスクが高い人

- □ 1日に10本以上たばこを吸う
- □ 葉巻やパイプをよく吸う

□ 50歳以上で、飲酒時によくたばこも吸う
□ 飲酒するとすぐに顔が赤くなる
□ 強いお酒をたくさん飲む
□ 歯をていねいにみがかない、入れ歯をしっかり手入れしない
□ 舌や頬の粘膜をよく噛む
□ 虫歯を放置している
□ 入れ歯が当たって口の中がよく痛む
□ 食べ物の好き嫌いが多い
□ がんになったことがある
□ 歯科医院に何年も行っていない

チェックがついたからといって、必ず口腔がんになるわけではありません。逆に、チェックがつかなかったからといって、口腔がんにならないわけでもありません。

しかし、チェックがついた数が多い人は、多少なりともリスクは高いといえますので、注意しましょう。

飲酒や喫煙はやめるなど、自分でできることは改善しながら、関心をもって口内を観察するような意識づけが大切です。

口腔がんを早期発見するために見るべきポイント

もしも口腔がんになったとしても、5年生存率90％を超える早期発見ができるように、特徴的な症状や、見るべきポイントなどを覚えてください。

①「舌みがき」の際は、舌の表面だけでなく、舌先を鼻に向けるようにして**舌の裏もよく観察**してください。

舌がんは放置した虫歯やでこぼこした歯並びなどにより、長期にわたって刺激が加わることで発症することもあります。**特に、当たりやすい舌の縁《ふち》に多発しますので気をつけましょう。**

②舌全体を見たあとは、舌の下の部分である口腔底《こうくうてい》もチェックしましょう。

大きく口を開きながら舌を丸めるとよく見えます。よく発症するのは口腔底の前方なので、しっかりチェックしてください。

また、「毒出し歯みがき」や「指みがき」の際には、歯ぐきや頬の内側、上あご（口内の上部）などの口蓋《こうがい》部も確認しましょう。

③歯ぐきにできる歯肉がんは、奥歯の歯ぐきに好発します。口の横を指で引っ張り、しっかりと奥歯のほうまで観察してください。

最初は歯ぐきが腫れる程度で痛みもないため、日頃の観察がとても重要になります。

［ チェックするポイント ］

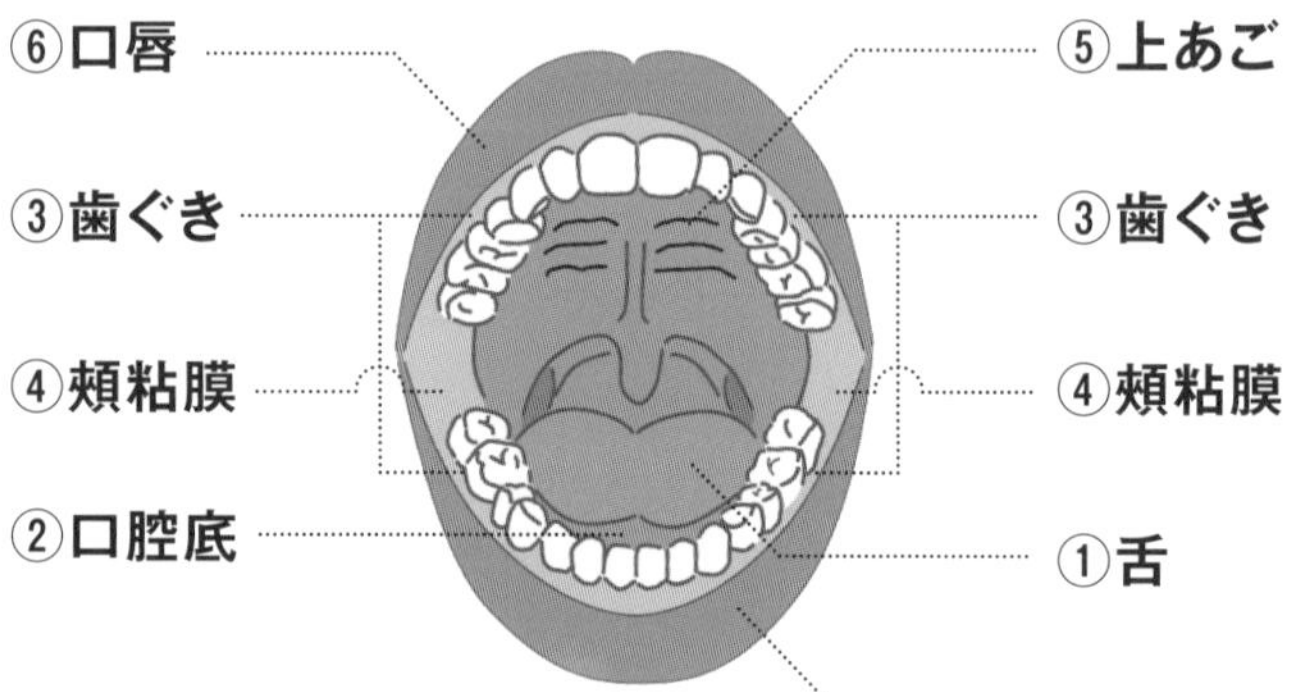

④頬粘膜がんは、頬の内側、やわらかい粘膜にできるがんです。口の横をさまざまな角度に引っ張りながら、全体を確認してください。

舌がん同様に長期にわたって粘膜が刺激されることが原因となるケースがあり、親知らずも要注意です。

⑤上あごにできる口蓋がんも、初期はほとんど自覚症状がありません。そのため、日々観察をして変化に気づくことが必要なのですが、自分ではなかなか見ることができません。

「指みがき」を行う際に意識して触れるとともに、できれば小さな手鏡で映して観察してみましょう。

また、口唇《こうしん》にがんができることもあります。これは皮膚がんの一種ですが、強い紫外線を浴びることが多い方は注意が必要です。

こんな症状があったら注意！　口腔がんの初期症状とは

では、それぞれの部位にどのような症状があれば口腔がんを疑うべきなのでしょうか。口腔がんの初期にあらわれやすい症状を紹介します。

口腔がんセルフチェックポイント

□　硬いしこりがないか
□　できものができていないか
□　歯ぐきが腫れたり、盛り上がったりしていないか
□　出血しやすい場所がないか
□　傷ができていないか
□　周りと比べて白い部分や赤い部分はないか
□　グラグラするようになった歯はないか

□　舌や口唇にしびれがないか

□　首のリンパ節（耳の下、首のつけ根部分）が腫れていないか

あてはまる項目があったら、かかりつけ医や専門病院を受診してください。

ただし、歯のグラグラはできるだけ早く受診することをおすすめします。がんでなくても、歯が揺れるのは大きなトラブルが潜んでいるからです。

口の中の粘膜はターンオーバーが早く、周期は２週間程度だといわれています。堀ちえみさんのケースでもそうだったようですが、口内炎だと診断されても、それ以上続くようなら重篤な病気の可能性があります。

口腔がんは罹患者数が少ないため、実際に口腔がんの症例を見たことがない歯科医師がいるのも事実です。**不安に感じる場合は、口腔がんを専門として扱っていることを標榜した医療施設で検査を受けてください。**

口腔がんは若い人や口腔ケアをしている人にも増えている

口腔がんには死亡者の増加のほか、もうひとつ気にすべきポイントがあります。それは患者像に変化が起きているということです。

かつて、口腔がんは中高年、特に高齢者の病気でした。さらにリスクが高いのは、たばこを吸う、不摂生な生活、口腔が不衛生、ストレス過多といった人でした。

しかし近年、**若年層やしっかりオーラルケアをしている人も口腔がんに罹患するという現象が増えている**のです。

その現象は日本に限ったことではありません。

アメリカでは「女性や若い人、たばこを吸わない人も口腔がんに注意すること」と呼びかけるポスターが作られたほどです。

なぜ、本来であればリスクが低いはずの人たちにも口腔がんが増えているのか、はっきりとはわかっていません。しかし、**若くして口腔がんになった人たちは、歯が尖っていたとか、歯並びが悪いといったことから、がんになった場所に常に刺激が加わっている事例が多かった**というリポートもあります。

食生活とともに人の歯並びが悪くなっていることは第2章でご説明しましたが、それが口腔がん患者の増加まで招いているかもしれないのです。

また、**日々のオーバーブラッシングが粘膜を傷つけ、口腔がんを誘発する可能性**もあります。オーバーブラッシングは、それほど健康を脅かす行為なのです。

慢性的な刺激を受けている部分は小さな傷ができますが、ほとんどは痛みなどの症状がないというのが特徴です。

そのため何かおかしいと自覚するのは、進行して痛みで食事ができなくなったり、ふだん通りに話せなくなったりしてから。その段階にくると、だいぶステージが進んでいる可能性が高くなります。

だからこそ、日々、自分の口の中に関心をもつことが重要になるのです。

「舌みがき」に限らず、「毒出し歯みがき」や「指みがき」も、直接触れることで口の中への意識が高まります。日々、見て、触れて、変化がないかを確認していきましょう。

また、近年、自治体でも口腔がん検診を取り入れ始めてきています。お住まいの地域で行っているようなら、ぜひ受診しましょう。

第5章

唾液の分泌を促し
ドライマウスを解消
「指みがき」で
仕上げの毒出し

口が渇いているとせっかくのケアの効果も半減

口の中をきれいに保つためには、歯や歯ぐき、舌の「毒」を出すほかに、もうひとつ大切なことがあります。それは唾液の分泌を促すこと。**唾液は口内の健康に欠かせない存在です。**

たとえば、歯の健康にも唾液が重要な役割を果たしています。

食事をすると中性だった口の中が酸性に傾き、歯の表面にあるカルシウムやリンが溶け出す〝脱灰《だっかい》〟が起こります。

そのまま進行すると歯に穴が開いてしまうのですが、これを食い止めるのが唾液。唾液の緩衝《かんしょう》作用によって口の中を中和し、唾液中のリン酸イオンやカルシウムイオンによって、失われた部分を修復するのです。この現象を〝再石灰化《さいせっかいか》〟といいます。

脱灰と再石灰化のサイクルは、みなさんの口の中でも毎日行われています。

唾液量が減れば、再石灰化が妨げられ、脱灰から一気に虫歯へ進んでしまうリスクが

上がることはいうまでもないでしょう。

また、細菌の繁殖を抑える抗菌作用により、外敵の侵入を防ぎますし、のどや食道の粘膜をコーティングして保護する役目や、組織が傷ついたときの修復作用もあります。

唾液に含まれている酵素には消化吸収を助ける働きもあるので、まさに「生命の入り口」である口をしっかり守ってくれる番人といえます。

さらに、唾液には口の中を洗い流して清潔に保つ働きもあります。**唾液が減ると、汚れが残りやすく、そこに雑菌が繁殖するため、口臭も強くなります。**

もちろん、そのような状態になると**歯周病菌などの悪い菌もどんどん増えてしまう**ので、第3章で紹介したように歯周病や誤嚥《ごえん》性肺炎といった病気のリスクも高まります。

口の中が乾燥していると物理的な刺激を受けたときに、うるおっている場合よりも傷つきやすく、口腔がんリスクも上がると考えられます。

このように、せっかくこれまで紹介してきたケアによって口の中の毒を出していっても、**口の中が渇いていると、効果は半減**してしまうのです。

ひと口30回噛むだけでがんのリスクが大幅減!?

唾液による健康効果は口内にとどまりません。

たとえば、日本人の死亡原因の1位を独走中の**がんの予防にもひと役買っています。**実は、唾液には発がん性物質の毒を抑える働きがあり、天然ものでも人工化学物質でも、まんべんなくほとんどの発がん性物質を消去したという実験報告もあるほどです。

当然、唾液が多いほど食べ物に含まれる発がん性物質を抑えることができ、がん予防効果が期待できるといえます。ただし、その力も、加齢によって衰えます。高齢になると唾液自体の量も減りやすくなり、さらには唾液中に存在するさまざまな酵素の活性も低下するのであれば、がんリスクが高まるのは当然といえるでしょう。

少しでも唾液の恩恵を受けるためには、食事の際に、よく噛《か》むことを心がけましょう。ひと口30回が目安です。

食べ物の中の毒性が1～2割程度に薄まるまでには30秒ほどかかるといわれています。一般的に1回噛むのに1秒かかりますので、30回噛むと30秒。ひと口30回噛むことが理想とされているのは、咀嚼《そしゃく》回数を増やすことで唾液の分泌を促し、食べ物を細かく噛み砕いて唾液と混ぜ合わせ、毒を消すという意味もあるのです。

食前の「指みがき」（34ページ）で唾液を増やしておけば、がん予防にも相乗効果が期待できそうです。

また、唾液には成長ホルモンの一種であるパロチンも含まれています。

パロチンには、骨髄などの血を作る組織や毛細血管が作られるのを助け、全身に血液を循環させる作用があります。

すると、全身に栄養や酸素が届きやすくなり、細胞の新陳代謝が活発化し、**肌も若々しくなるなどのうれしい効果**を発揮します。

それだけではありません。パロチンには粘膜を強くする働きがあるため、胃腸の調子も整えてくれます。同様に粘膜である歯ぐきが強化されることで歯周病の改善に役立つほか、歯の再石灰化を促すことで虫歯を予防し丈夫にしてくれます。

また、パロチンは骨の再石灰化も促すため、**骨粗しょう症を予防するなど、老化防止効果**も期待できます。


ただし、残念なことに、**唾液量が減ればこのような成分も減少**します。

年齢を重ねると唾液による恩恵も自然と減ってしまうのですから、口が渇くと二重三重の痛手となります。


では、なぜ、口の中が渇いてしまうのでしょうか。

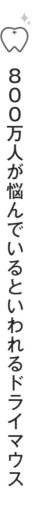

800万人が悩んでいるといわれるドライマウス

口の中が渇く病気をドライマウス（口腔乾燥症）といいます。

緊張したり鼻風邪をひいたりすれば、誰でも口が渇くことがありますが、通常、口が渇く、乾いたものが噛みにくいなどの症状が3カ月継続するとドライマウスと診断されます。

ドライマウスは症状を感じても診察を受ける人が少ないため、患者数がわかっていませんが、一説によるとドライアイ患者の多くがドライマウスにも悩んでいるのだとか。ドライアイ患者は約８００万人といわれているので、その説をとれば８００万人程度の潜在患者がいると仮定できるのです。

欧米の疫学調査を当てはめてみると、また違った数字が見えてきます。その調査によれば、人口の25％がドライマウスに該当するということですから、日本の人口に当てはめてみると３０００万人という数字がでてきます。

ドライアイは一般的に知られている症状ですが、目以外にも口、肌、膣の乾燥に悩む人は多く、そういった全身の乾燥症状はドライシンドロームと呼ばれています。

その背景にはエアコンの使用、ストレス、薬の副作用、ホルモンバランスの変化などさまざまなことが考えられており、多くの人が体の１カ所ではなく複数の場所で乾燥トラブルを抱えているといわれています。

ドライマウスが起こる3大原因

ドライマウスは唾液が減ることで起こります。

その理由はさまざまですが、**「加齢」「噛む力の低下」「薬の副作用」が3大原因**として挙げられています。

まずは加齢と噛む力についてご説明しましょう。

高齢になると唾液の分泌量が自然と低下する傾向にあります。また、口周りの筋肉が衰えたり、歯が少なくなったり弱くなることで、やわらかいものばかりを食べるようになり、噛む回数が減った結果、刺激によって分泌されるはずの唾液が減ってしまうというケースも少なくありません。

次に、薬の副作用について。

副作用として口の中が渇く「口渇《こうかつ》」が起こる薬は多岐にわたりますが、代表的なものでは降圧剤、利尿薬、抗うつ薬、抗ヒスタミン薬などです。これらは長期にわたって服用する場合が多いため、口渇も長期化し、ドライマウスとなってしまいます。

また、2種類の薬を服用しているとドライマウスになるリスクが約40%上昇します。高齢になるとドライマウスになりやすくなるというのは、たくさんの薬を長期にわたって服用している人が多いことも一因です。

加齢は噛む力の低下や薬の服用にも影響しており、3大原因のうちのふたつ、もしくは3つすべてに当てはまっているという人も少なくありません。

とはいえ、噛む力が低下しているのは高齢者だけではありません。

最近では、**若い人でも硬いものを食べなくなり、舌やあごの筋肉をあまり動かさない習慣にあることから唾液の分泌量が低下している**といわれています。


ほかにも、緊張すると口の中がカラカラに渇いてしまうように、ストレスを感じているときは唾液の分泌量が低下します。

緊張が解ければ唾液も分泌されるため一過性の症状ではありますが、仕事などでストレスを抱え続けていると口の渇きが慢性化して、ドライマウスになることもあります。

また、お酒は利尿作用が高く、体を脱水させてしまいます。そのためお酒の飲みすぎもよくありません。

このように、ドライマウスになる原因はさまざま。高齢になるほうがリスクが高いのは確かですが、**あらゆる年齢層で注意が必要なトラブル**だといえるでしょう。

指みがきで唾液の分泌を促す！

加齢や薬の副作用など、ドライマウスの原因には、対処が難しいものが存在します。ですから日々、意識的に唾液の分泌を促す習慣が重要になります。

そこでおすすめなのが「指みがき」（34ページ）です。

「指みがき」は直接口の中の粘膜を刺激することで、唾液の分泌を促すケアです。「毒出し歯みがき」も口内を刺激するケアなので、ブラッシングよりも唾液の分泌を促すことができます。しかし、口が渇くという自覚症状がある人は、「指みがき」をプラスしたほうがしっかりと口内をうるおわせることができ、おすすめです。

タイミングはいつでもかまいませんが、食事が飲み込みづらいと感じているなら、食前に行いましょう。

何かを食べるときは、噛みながら口の中で唾液と混ぜて、飲み込みやすい状態にしています。飲み込みづらいのは唾液が少なく、噛んでも十分に湿らせることができないからです。

食前に「指みがき」を行い、唾液が増えた状態で食事をすれば、ふだんより飲み込みやすくなるでしょう。

高齢者のドライマウスは寝たきりの入り口に!?

ドライマウスは味覚障害の原因となることがあります。

味というのは、唾液が食べ物や飲み物の味成分を溶かし出し、舌の味蕾《みらい》という器官に運び、それが脳に伝わることで感じるからです。

味覚障害は、単に食事がおいしく感じられなくなるだけではありません。**糖分や塩分をとりすぎることで、新たな病気を招く可能性**もあります。

また、味がわからなくなることで食欲が低下し、高齢者であれば体が弱ってしまうことも考えられます。調味料を大量に足して家族にたしなめられるといったことから、食事が楽しくなくなってしまうこともあります。

ささいなことに聞こえるかもしれませんが、食事を楽しめるかどうかは、心身の健康に大きく影響します。

実際、**高齢者の実に4割近くに味覚障害があり、そのうち45％くらいに体調不良**があることもわかっています。味覚に異常がない人のうち体調不良がある人は約7％なので、味覚障害と体調不良には大きな因果関係があるのではないでしょうか。

まさに、第2章で紹介した口腔（オーラル）の衰弱（フレイル）から、全身のフレイルへ進んでいくのです。

もし高齢の家族の食が進まなくなってきたら、「指みがき」で唾液の分泌を促すとともに、味覚障害の検査をおすすめします。

口腔マッサージでもの忘れを防ぐ！

「指みがき」で口内に触れることは、認知症予防にも役立ちます。

脳の血流の低下が続くと、認知機能障害につながるといわれていますが、**口腔内を刺激すると脳の血流を高めることができる**のです。

太成学院大学などが行った研究によれば、歯ブラシで歯ぐきや舌、硬口蓋《こうこうがい》（37ページ）をブラッシングしたところ、それぞれで脳への血流量がアップしたという結果が報告されました。

別の研究では、電動歯ブラシのマッサージモードで歯ぐきの血液量が増加したというデータがありました。

「指みがき」や「舌みがき」では、歯ブラシよりも、ダイレクトに歯ぐきや舌を刺激することができるので、もの忘れが気になるといった人はぜひこまめに取り入れてみてください。

特に、**硬口蓋は歯肉や舌に比べて、脳への血流アップ効果が高い部位**です。「毒出し歯みがき」でも歯の裏側をみがく際などに硬口蓋を刺激しますので、認知機能アップが期待できますが、**しっかりケアしたい人は、「指みがき」で硬口蓋全体を軽くマッサージするのがおすすめ**です。

また、実際に認知症になってしまった人に1年間口腔ケアを行ったところ、行わなかったグループに比べて、認知機能の低下を予防することができたという研究結果もあります。歯みがきが上手にできなくなってしまった認知症患者でも、毒出し歯みがきなら簡単にできるケースもあります。さらに悪化させないためにも、ぜひ、教えてあげてください。本人ができないようなら、家族や介護士が代わりにケアしてあげてもいいですね。

脳が活性化されるということは、もちろん、集中力アップなども期待できます。**仕事や勉強の合間に、「指みがき」**を取り入れてみましょう。

集中力がきれてきたと思ったら洗面所へ行き、指で歯ぐきや硬口蓋をマッサージ。たったそれだけでリフレッシュでき、集中力を取り戻せるなんて、手軽だと思いませんか？

指みがきで顔のこりをほぐしてアンチエイジング

口腔内をマッサージする「指みがき」は、アンチエイジングにも効果を発揮します。

顔は細かい筋肉が多い部分で、何と30種類もの筋肉が集まっています。
しかし、日本語はもともと顔の筋肉を大きく使わない言語であり、日本人は表情もそれほど豊かではないので、顔筋をあまり使いません。そのため血液やリンパの流れが滞《とどこお》りやすくなります。

栄養や酸素を運んで老廃物を排泄する血液が滞ると、新陳代謝が低下して、肌の細胞の生まれ変わりであるターンオーバーのサイクルが長くなり、シミや小ジワといったトラブルが起こりやすくなります。
また、にごった静脈血が滞ることでくまやくすみの原因となったり、リンパや老廃物が滞ることで顔がむくんだり、ほうれい線が深くなってブルドッグ顔を作ってしまったりもします。

このようなエイジングトラブルを改善するためには、顔筋のこりをほぐす必要があります。しかし、顔を直接マッサージするのはちょっと危険。皮膚は摩擦刺激に弱く、知識なくマッサージを続けてしまうと逆に、シワやシミなどの原因になるからです。

そこで、おすすめなのが内側からのマッサージである「指みがき」です。口内からのほうが筋肉を効率よく刺激できるといわれており、あまり力をかけずにこりをほぐすことができ、皮膚にも負担がかかりません。

また、**「毒出しうがい」も、口の周りの筋肉を強化するため、口の周りのシワやほうれい線を予防**します。ぜひ、積極的に取り入れていきましょう。

このように口の中や周辺の血流を促し、こりをほぐしていくと、口の周りの口輪筋など表情筋にも刺激が伝わり、血液やリンパの流れもスムーズになるため、フェイスラインがすっきりして小顔になるなど、顔全体によい影響をもたらします。

ドライマウスで生活に支障がでたら保湿アイテムを

ドライマウスがひどく、話しづらい、口の中が痛い、食事がしづらいというトラブルがある場合には、「毒出し歯みがき」や「指みがき」と並行して保湿アイテムを利用してみましょう。

食べる力、話す力、飲み込む力が弱まってしまうオーラルフレイルになると、体もフレイル（衰弱）状態になっていきます。

高齢者でなくてもドライマウスの症状が進んでいくと、ＱＯＬ（クオリティ・オブ・ライフ＝生活の質）が低下するのはいうまでもありません。

とはいえ、ちょっと渇きが気になるという程度であれば、いきなり保湿アイテムは使わないほうがよいでしょう。**何もしなくても口の中がうるおっている状態にすると、体がなまけて、ますます唾液を出さなくなってしまう**からです。

体調や渇き具合と相談しながら、うまく取り入れてください。

保湿アイテムにはジェルやリンスなどさまざまな種類があります。人によって使いやすいものは異なりますので、いろいろと試してみるのがおすすめです。

歯みがき粉も、一般的なものには泡をたたせるための発泡剤が配合されていますが、ドライマウスの人にとっては刺激が強すぎることが少なくありません。発泡剤や研磨剤が含まれていない低刺激なものを選んだほうがよいでしょう。

これと並行して行いたいのが、「指みがき」

渇きが強い人は保湿アイテムを

指みがきをするときに痛みや違和感を感じる人は、口内を傷つけないように、保湿アイテムを使用して行うのがおすすめです。

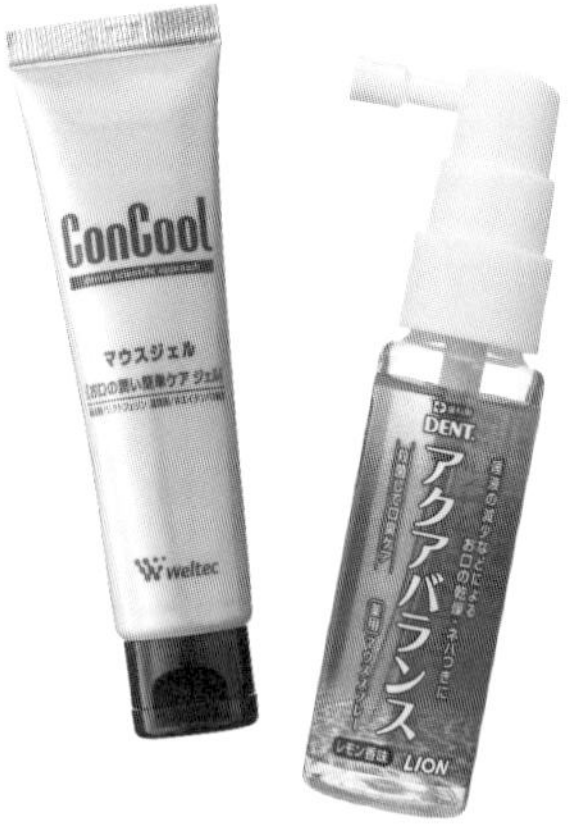

左・コンクール　マウスジェル　50ｇ1650円
唾液に着目した処方で、理想的な口内環境を目指す保湿用ジェル。粘膜をしっかりうるおすジェルタイプ。／ウエルテック
右・アクアバランス 薬用マウススプレー（歯科用）30mL1100円　メントール配合で気になる口臭も防ぎながらも低刺激のスプレー。気になるときにサッとひと吹き。／ライオン

※価格は税込み。ウエルテック 0120-17-8049、ライオンお客様センター 0120-556-913

です。唾液腺を指で刺激する習慣を身につけることで、口の中がうるおいやすくなります。口の中に手を入れられないときはあごのつけ根やあごの中央など、「三大唾液腺」と呼ばれる場所を指圧するようにマッサージをして唾液の分泌を促すようにしていけば、ドライマウスはかなり改善されていきます。

病気が原因でドライマウスになることも

口の渇きは全身疾患からきている場合もありますので、注意してください。

たとえば、**高血糖になると体の水分を集めて尿を作り、早く排泄しようとします。**その結果、脱水状態になりやすく、口の中も渇きやすくなります。

また、唾液の分泌には女性ホルモンも関わっています。そのため女性であれば閉経前後の10年程度、いわゆる更年期はドライマウスになりやすい時期ですが、その年代には自己免疫疾患のひとつである、シェーグレン症候群も起こりやすくなります。

シェーグレン症候群は膠原病《こうげんびょう》の一種で、口に限らず目や皮膚など、さまざまな部位が乾燥しやすくなる病気であり、根本的な治療法がなく難病に指定されています。

患者は50歳代が最も多く、男性1に対して女性17と、圧倒的に女性に多い病気です。

更年期が原因であれば、その時期を越えることで症状は改善していきますが、**シェーグレン症候群の場合、3割の患者は10～20年の間に乾燥症状が進行したり、新しい病変が加わったりする**といわれています。

目や皮膚など、口以外の乾きも強く感じる人は医師に相談してみましょう。

あなたは「お口ぽかん」になっていませんか？

加齢や薬の長期服用などに起因するドライマウスは、高齢者に多い病気です。

一方で、子どもや若い人にも多く見られるのが、口呼吸によるドライマウスです。

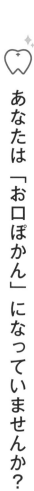

「お口ぽかん」という言葉がありますが、ふだんから口がぽかんと開いている子どもは少なくありません。そのまま、成人になってもお口ぽかんが治っていない人も意外に多いのです。

お口ぽかんになってしまう原因の例を挙げると、慢性鼻炎で鼻から息ができなかったり、大きくなっても指しゃぶりを続けたことによって噛み合わせが悪くなり、唇が閉じづらくなってしまうといったことです。

鼻呼吸では鼻毛がフィルターの役割を果たしてくれるので雑菌やほこりが自然とろ過されますが、口呼吸の場合は、異物を体内に直接吸い込んでしまうため炎症を起こしやすくなり、鼻腔の奥にあるアデノイド（咽頭扁桃《いんとうへんとう》）や扁桃腺が必要以上に肥大化してしまうことがあります。すると鼻腔が狭くなり余計に口呼吸になってしまうのです。

また**お口ぽかんが慢性化するとあごや舌の位置がずれてしまい、口が閉まりづらくなる場合もあります。**

その結果、**口の中が渇いて口内環境が悪くなり、子どもでありながら歯周病になった**

り、歯の多くが虫歯になってしまったりといったトラブルが続出します。実は現代病といわれる花粉症などのアレルギーも、口呼吸の習慣が原因となっていることが多く、呼吸法の重要性が注目されています。

ほかには、睡眠時無呼吸症候群になって深く眠れなくなることで日中も強い眠気を感じて集中力が低下し、作業効率の妨げになります。

特に子どもの場合は、口呼吸の自覚がほとんどありませんので、周囲の人が気づき、原因となっている鼻炎等の治療を進めることが大切です。

また、お口ぽかんを長期間続けていると筋肉が弱まって、口を長時間閉めていることが大変になります。ですから**口の周りの筋肉を強化する「毒出しうがい」もぜひ、続けていきましょう。**

第6章

義歯のケア、要介護者・乳幼児・災害時のケアまで幅広く活躍「毒出し歯みがき」はこんなシーンでも使える

入れ歯はしっかりケアをしないと誤嚥性肺炎の原因に

「毒出し歯みがき」は、さまざまな世代の人、あらゆるシーンで活用できます。

たとえば、入れ歯やブリッジ、インプラントなどが入っている人にもおすすめです。

本来、義歯は自然な歯よりもていねいなお手入れが必要なものです。

なぜなら**義歯の主成分はレジンというプラスチックなので、汚れを吸着しやすく、雑菌の温床になりやすい**からです。

ミートソースやカレーなどを保存しておいたプラスチック容器をイメージしていただけばおわかりになるように、プラスチックには細かい穴がたくさん開いていて、そこに汚れが入り込みやすいという性質があります。

当然、臭いも発しやすくなります。

また、入れ歯は適切なケアをしていないと、すぐにカンジダ菌というカビが増殖します。

カビというと驚かれるかもしれませんが、カンジダ菌は常在菌で、清潔にしていても口内や皮膚、膣内などにすみついています。

カンジダ菌はおとなしい菌のため、ふだんは特に悪さもしません。

しかし、数が増えると途端に暴れ出します。そのため口内が汚れていたり、免疫力が低下しているときは要注意。

誤嚥《ごえん》性肺炎は口の中の悪い菌が誤嚥（唾液や食べ物が肺に入ってしまうこと）とともに肺に入り込み炎症を起こすことが原因ですが、カンジダ菌はその主犯でもあります。

高齢で免疫力が下がり、飲み込む力が弱くなっている人が、義歯をきちんとお手入れしていなければ、誤嚥性肺炎を起こすのは自然の流れなのです。

これまでに紹介したケアを行い、口腔内を清潔に保つとともに、入れ歯は取り外したら**入れ歯専用のブラシで洗い、必ず毎日、洗浄剤につけてください。**

自分の歯をみがくように、取り外した入れ歯を普通の歯みがき粉と歯ブラシでみがく人がいますが、歯みがき粉には研磨剤が含まれていますし、歯ブラシの毛は硬すぎるため、レジンに細かな傷をつけることになります。そうなるとさらに汚れがつきやすくなり、臭いも一層強くなります。

また、汚れを落とさずにそのまますぐ洗浄剤につけるだけの人もいますが、必ず汚れを落としてからつけるようにしてください。表面にプラークがべっとり残ったままでは、洗浄剤の除菌成分が浸透していきません。

入れ歯やブリッジなど義歯にも毒出し歯みがき

ガーゼは義歯の汚れ落としにも役立ちます。

やわらかく傷をつけにくいため、人工歯の部分はもちろん、レジン床《しょう》という入れ歯本体の部分のお手入れにも向いています。旅行などで入れ歯専用のブラシが荷物になる、忘れたというときは、ガーゼが役立ちます。

取り外しのできないブリッジは、歯の部分をていねいにみがくとともに、下の隙間の掃除も必要です。

細く切ったガーゼを通して、やさしく動かし汚れをかき出す習慣をつけましょう。やわらかいガーゼだと通しにくいので、この部分は不織布《ふしょくふ》ではないコシのある普通のガーゼがおすすめです。

入れ歯同様に、保険適用の白いかぶせ物や詰め物には基本的にレジンが含まれています。**研磨剤入りの歯みがき粉でゴシゴシみがくよりも、ガーゼでやさしく汚れをふきとるようにしましょう。**

インプラントはもともと保険適用外のため、上部構造（歯）の部分はセラミックなど汚れがつきにくい素材でできていることが多いです。

とはいえ、「だから安心」ということではありません。

むしろインプラントの場合、自分の歯と比べて歯周病（インプラントの場合はインプラント周囲炎といいます）が進行しやすいので、それまでと同じお手入れではインプラントさえ抜け落ちることになりかねません。

インプラントで炎症を起こしやすい理由は大きく3つ。

インプラント体と呼ばれるチタン製のスクリューは天然の歯根《しこん》よりも細いケースが多いので、上にかぶせる歯は**歯ぐきとの接地面が広く、プラークがたまりやすい環境になります。**

また、自然の歯は、歯根の周囲を歯根膜という強い線維がつないで防御の役割を務めていますが、**人工の歯であるインプラントには当然、歯根膜がありません。そのため、細菌感染などにより支える骨が直接ダメージを受けることで歯周ポケットが深くなりや**

[義歯は正しくケアを]

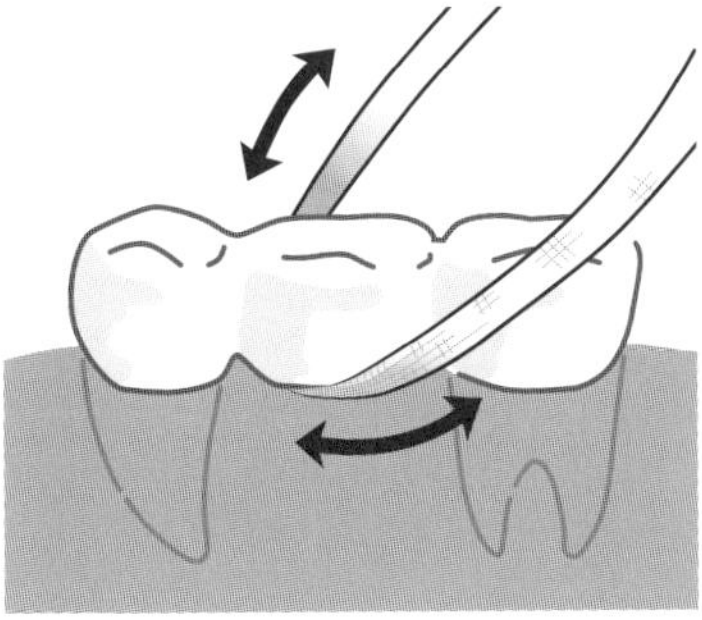

ブリッジのケア

両隣の歯に支えられているブリッジの歯は、歯の下の部分がありません。そのため歯の下の面と歯ぐきの間の隙間に汚れがたまりやすいので、細く切ったガーゼを通して汚れをかき出しましょう。

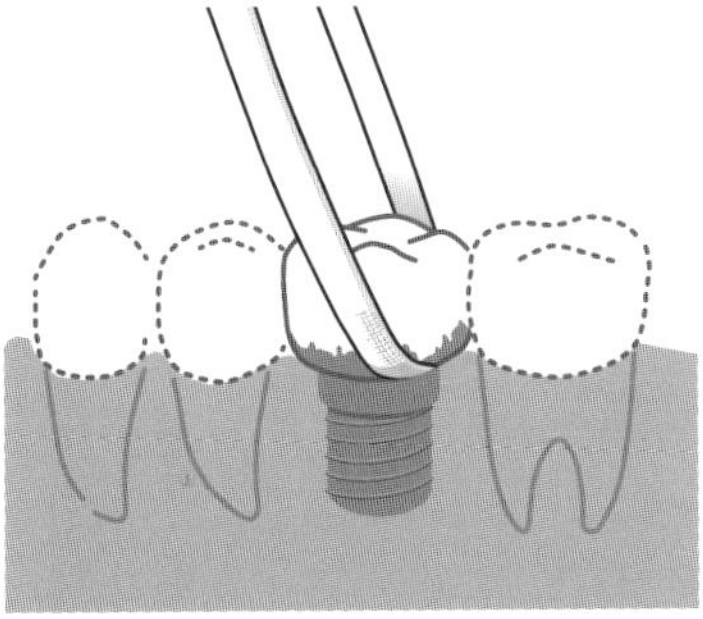

インプラントのケア

インプラントはネジのような部品で骨に固定されているため、歯とネジの間にくびれができて汚れがたまりがち。細く切ったガーゼで歯の根元の汚れをしっかりこそげ落とすようにしましょう。

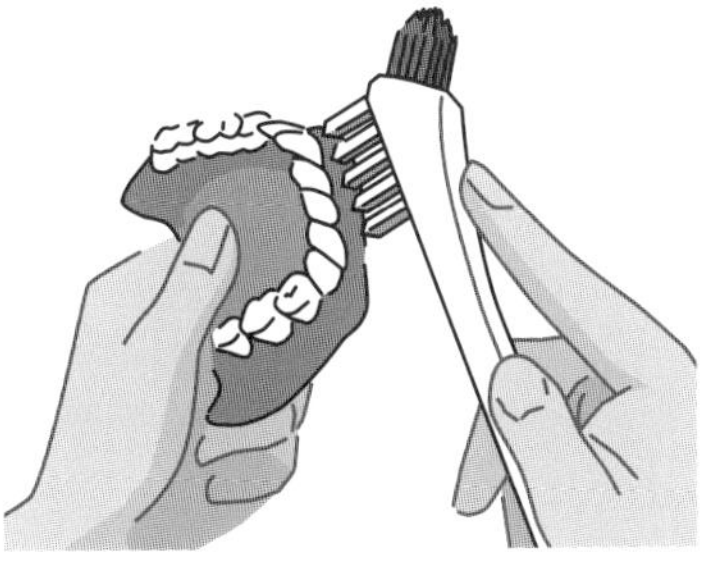

入れ歯のケア

入れ歯は専用ブラシで汚れを落としてから、洗浄剤につけおきします。旅行などでブラシを持ち歩くのが面倒な場合はガーゼが便利です。

すく、みるみるうちに周囲炎が深刻化してしまいます。

最後のひとつは、本人の意識です。

歯が抜ける原因の1位が歯周病だと第3章で説明しましたが、歯周病で歯が抜けてインプラントにした人の場合、**もともとブラシがうまくいき届かなかったり嚙み合わせがアンバランスだった部分を失っている可能性が高く、インプラント治療を行ってもケア方法や口内環境を見直さないと、再び同じトラブルを招きやすい**といえます。

日本歯周病学会の調査によると、インプラント治療を受けて3年以上経過した人の約33％がインプラントの周囲が細菌感染して起こるインプラント周囲粘膜炎を、約10％が歯槽骨が溶けるインプラント周囲炎を起こしていることがわかっています。

せっかく入れたインプラントを長もちさせるためにも、こまめな「毒出し歯みがき」でプラークを作らせないこと！　さらに、歯と歯ぐきの間もきれいな状態を保つということを習慣にしていきましょう。

前のページの正しいケア方法をぜひ参考にしてください。

要介護、要看護の人の口腔ケアにも

これまで説明してきたように、口内環境は健康を大きく左右します。

高齢になったり、病気になったりして自力での歯みがきが難しくなったら、周りにいる人がしっかり口腔ケアをしてあげることで、その後の寿命や健康状態が左右されるといっても過言ではありません。

とはいえ、人に口の中をケアされることに抵抗を感じる人は多いものです。

認知症の場合は口の中に何かを入れられる、触られるということに強い警戒心がありますし、認知症でなくとも、何をされるのかわからなくて怖いという感覚を覚えるものです。

口腔ケアがうまくできていなかった自覚があるため、口の中を見られることや、他人の世話になることが恥ずかしいという場合もあるようです。

いずれにしてもデリケートな行為ですので、必ず相手に何をするのか説明をして、了解を得るようにしてください。そうすれば、歯ブラシなどの器具を入れられるより、指を使う「毒出し歯みがき」のほうがスムーズに受け入れてくれることが多いです。

同意が得られたとしても、急に口の奥まで指を入れたら、驚いて噛《か》まれてしまう可能性もあります。はじめは口の周りの筋肉、口輪筋や唇をマッサージすることからはじめ、相手が慣れてきたら口の中にもアプローチしましょう。

初日は前歯だけなど、段階を追って進めることも安心感につながります。いきなり全部の歯をみがけなくても大丈夫。口の中が刺激されて唾液がでると不快感が少なくなります。口腔マッサージ＝気持ちいいという感覚をつくりながら進めることが大切です。

高齢の方の場合、歯がグラグラするなど弱くなっている場合もあるので、指を細かく動かしてていねいにみがいてあげてください。

[介護時の姿勢]

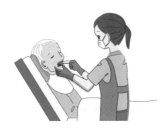

上体を起こせる人

頭部を 45 ～ 60 度起こして行います。後頭部に枕などを置くとより安心です。

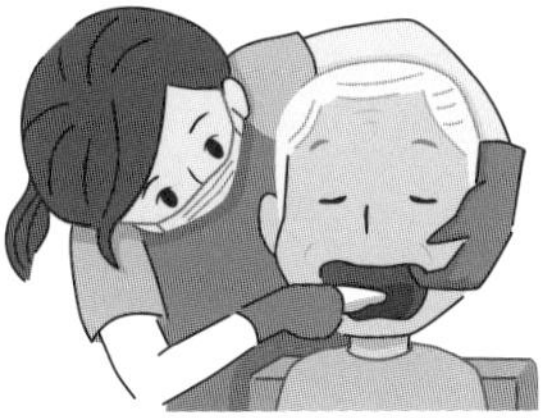

座れる人

最も誤嚥しにくい安全な体位です。斜め後ろから行うと、自分の歯みがきと同じ感覚で行うことができます。対面で行う方法でもOK。

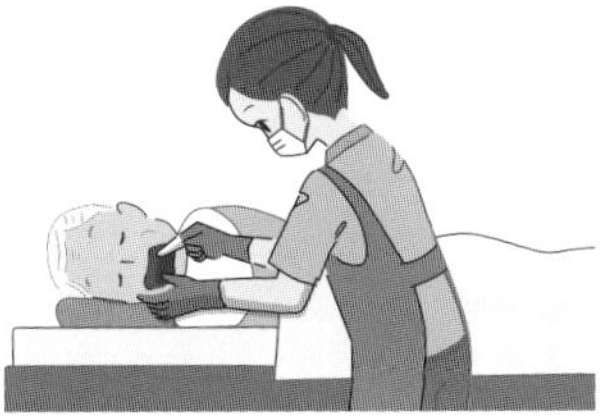

寝たままの人

体の片側に麻痺がある人などは横向きに寝た姿勢で歯みがきをします。介護する人がみがく場合は、麻痺のない側を下にして。

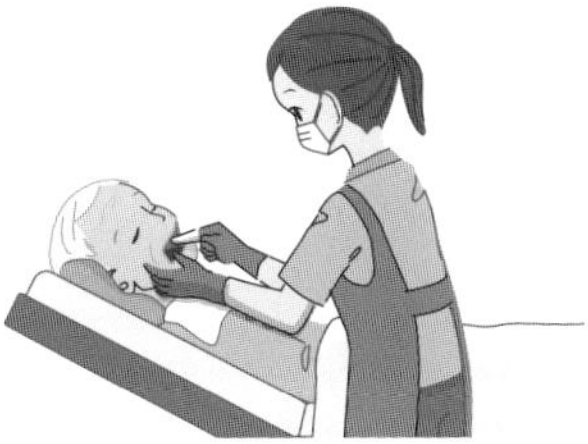

少しなら上体を起こせる人

頭部を 25 ～ 30 度起こした姿勢。清掃しやすいのですが、誤嚥に注意。顔を横に向けてもらうと安全に行えます。

また、**歯がないところこそ汚れがたまりやすく不衛生になっていることが多いので、しっかり汚れを落としてあげることが必要**です。歯が抜けてしまっている、根しか残っていないといった部分の歯ぐきも忘れずにみがいてあげましょう。

要介護者の中には体を起こせず、うがいができない人もいますが、そんな人にも「毒出し歯みがき」は有効です。食事をしたあと、口の中をやさしくふくだけで、だいたいの汚れはしっかり落とすことができるからです。

口腔ケアを続けていると、口内環境の改善に伴い、飲み込む機能もよくなっていきます。そうなれば、誤嚥に起因する誤嚥性肺炎が起こりにくくなるでしょう。

全国11カ所の高齢者施設で行われた研究によると、歯科医師や歯科衛生士によって口腔ケアを積極的に行ったグループは、それまで通りの口腔ケアを続けたグループと比べて、肺炎の発生率が約40％、肺炎による死亡者数が約50％減少したというデータもあります。

[介護の毒出し歯みがきのポイント]

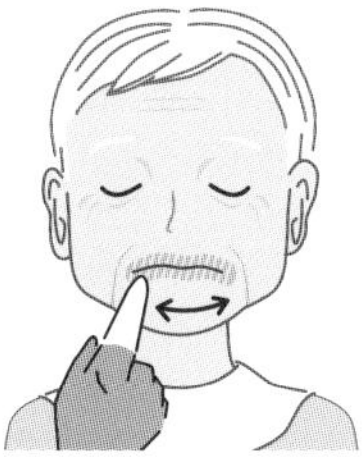

無理矢理行わない

口の中を触られることに恐怖を感じる人もいます。口を開いてくれないときは無理矢理行うのではなく、唇をやさしくマッサージすることから始めてみましょう。

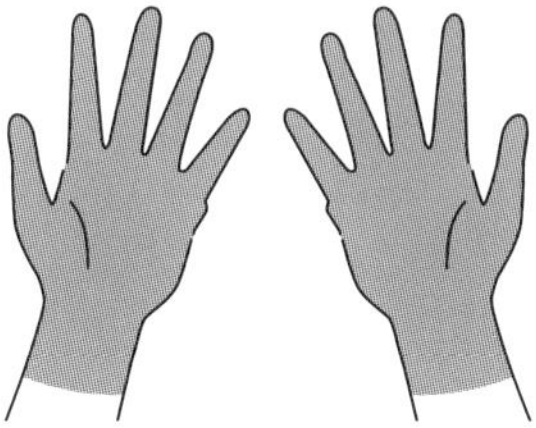

手袋を着用する

衛生のため、そして、被介護者に爪でケガをさせないため、手袋をして行いましょう。手にフィットする使い捨てのゴム手袋が便利です。

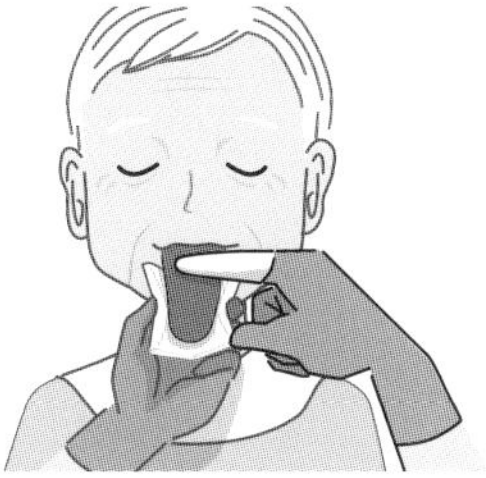

舌は支えてみがく

雑菌を増やさないよう舌もみがきます。舌を出してもらったら、引っ込まないようにガーゼごしに舌を持ってみがきます。無理のない範囲で奥もみがいてください。

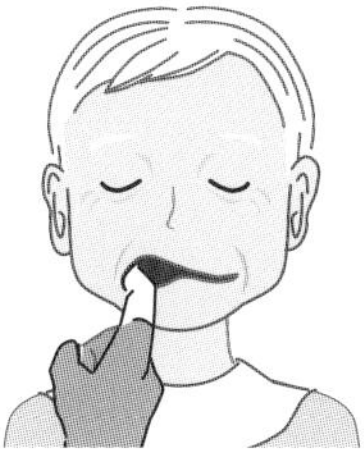

前歯付近から始める

自分で行うときは奥歯から始めますが、介護ではいきなり奥歯から始めず、前歯付近から始めてみましょう。気持ちいいと感じれば口を大きく開けてくれます。

飲み込みがよくなるといろいろなものが食べられるようになり、それが健康を取り戻すきっかけにもなります。口が衰えると全身が衰えていくということは説明しましたが、逆もしかりで、口が元気になれば全身も元気になるのです。

ですから、口内を刺激する「毒出し歯みがき」をしていると、食事の量が増えるなどの効果で体力が回復していきます。その結果、体を起こして自力でしっかりうがいができるようになるケースもあります。

うがいができたほうが口内環境がよくなることは間違いありませんので、そうなれば**「毒出しうがい」もプラス**していきましょう。

子どもの仕上げみがきにも毒出し歯みがき

乳歯が生え始めた赤ちゃんは、歯みがきの第一歩としてガーゼで歯をみがくのが一般的です。

乳歯が増えるにつれ、歯ブラシに移行していくわけですが、いやがる子どもも少なくありません。そのために悩んでいるママが多いのですが、無理に早く歯ブラシに移行しなくても大丈夫。

歯ブラシに慣れさせるために自分でみがかせてみることは始めたほうがよいのですが、**歯ブラシを口に入れられるのをいやがるのなら、仕上げはガーゼみがき（毒出し歯みがき）で続けてみましょう。**

2〜3歳くらいになると、自分で歯をみがくようになりますが、まだまだ親の「仕上げみがき」が必要です。

しかし、子どもがいやがると、早くみがいてしまおうとして力で押さえつけた結果、強すぎるブラッシングになることがあります。子ども用の歯ブラシは意外と硬いので、大人の力で無理にみがくと結構痛いはずです。

こうなると口を触られること自体に抵抗感が生まれ悪循環ですし、それが歯科医院嫌いの子どもをつくる一因になっていると、私は考えています。

仕上げみがきをいやがる子でも、ママの手なら受け入れやすいので、そんな場合にはぜひ「毒出し歯みがき」を取り入れてみてください。

強い仕上げみがきで歯ぐき下がりが起こってしまった子どもでも、ガーゼでの仕上げに切り替え様子を見たところ、歯ぐき下がりが改善されたという報告もあります。

子どもがいやがらない場合でも、歯ブラシではすみずみまでみがけていない気がするという人は、ぜひガーゼで行ってみましょう。

乳歯はやわらかく、永久歯に比べて虫歯になりやすいため、この時期はしっかり汚れを取り除いて歯を守ってあげることが大切です。

出先でジュースを飲んだり、甘いお菓子を食べたりしたら、サッとふいておくだけで口内環境は大きく変わります。移動中などうがいができないときでも「毒出し歯みがき」ならできますし、うがいがうまくできない小さな子どもにもぴったりです。

[子どもにも毒出し歯みがき]

子どもの歯はやわらかいので、プラークコントロールには特に注意が必要。歯の生え始めはガーゼで汚れを落とすことがすすめられていますが、生えそろってきても、ガーゼのままみがいていてかまいません。自分で歯みがきをするようになっても、仕上げみがきはママやパパがガーゼでやさしくしてあげるとよいでしょう。

赤ちゃん～2歳頃まで

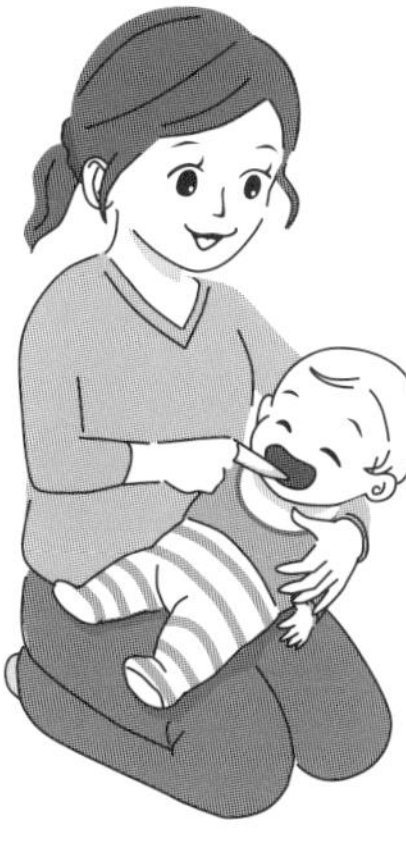

抱っこをしながら歯みがきをします。歯ブラシをいやがる子でもガーゼみがきならOKなことも。

2歳以降

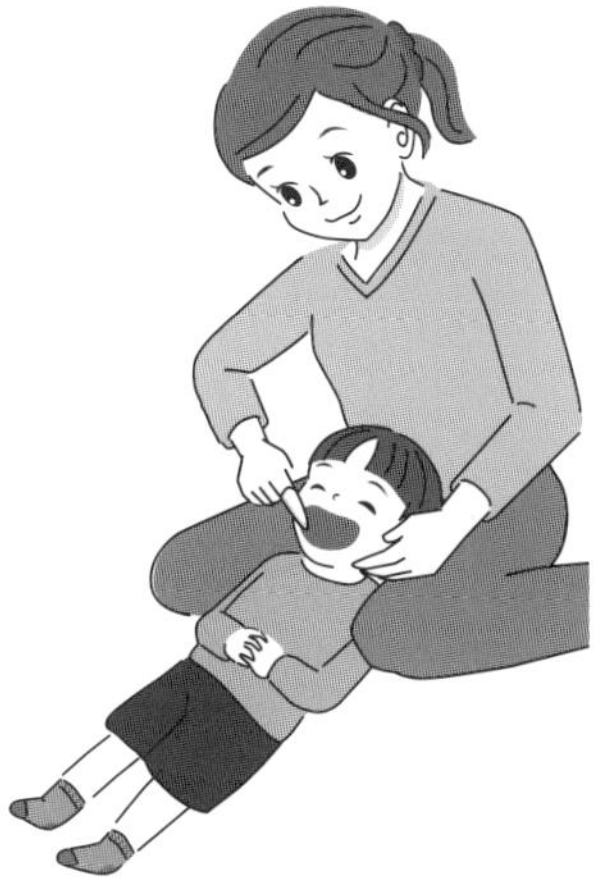

歯ブラシの仕上げみがき同様、脚に頭をのせてみがきます。噛み合わせ部分もよくみがいて。

また、ブラッシングが強すぎるオーバーブラッシングが歯ぐき下がりの原因になることは、子どもも例外ではありません。

「毒出し歯みがき」を習慣化しておくことで、これぐらいの強さでいいということを自分の体感として子どもに学ばせることができます。口に手を入れる習慣がつくと、フロスも身近なアイテムになるはずです。

歯を守ることへの意識も高まり、自分でオーラルケアをするようになっても、よい状態が保てるようになるでしょう。

災害時にも毒出し歯みがきで健康を守る

災害にあい、避難所で生活をした人たちから、「歯をみがけなくてつらかった」という声を聞きました。

市販の非常用持ち出し袋には、歯ブラシなどのオーラルケア用品がセットされていないものもあります。最低限、人数分の歯ブラシを入れておくようにしましょう。

歯みがき粉は特に必要ありません。避難所では多くの場合水が貴重になりますが、**歯みがき粉を使うと、うがいでたくさん水を使わなければならなくなる**からです。

災害時は歯みがき粉よりも、水が必要ないデンタルフロスや、洗口液のほうが役に立つでしょう。

とはいえ災害の際、必ず非常用持ち出し袋を持ち出せるとも限りません。

また、避難せず自宅で過ごす場合でも、断水して通常の歯みがきができなくなることもあります。

そのような場合でも、「毒出し歯みがき」が役に立ちます。

ガーゼは避難所でも救護用品として置いてあるため、比較的手に入れやすいアイテムです。

もしガーゼも手に入らなければ、指でみがいてもかまいません。その際には、指をきれいにしてから行いましょう。

災害時には水を贅沢には使えませんが、「毒出しうがい」なら少しの水でもきれいにすすぐことができます。もし、うがいに使える水がなくても、「毒出し歯みがき」なら必ずしもすすぐ必要はありません。

災害後は慣れない生活や不衛生な環境などで、体力、免疫力が低下しやすくなります。そのようなときこそ、口内衛生にも注意しなければいけません。

特に怖いのが、口内の悪玉菌が誤嚥された食べ物と一緒に肺に入り込み、炎症を起こす誤嚥性肺炎です。

1995年の阪神・淡路大震災では、災害の関連死の4分の1を肺炎が占めたとされ、そのほとんどが誤嚥性肺炎だったといわれています。特に高齢者にとっては命を落とす危機となるのです。

また、避難所では感染症が流行することもあります。既に説明したように、口内が不衛生だとインフルエンザなどにも罹患《りかん》しやすくなるからです。

非常時だからこそ、「毒出し歯みがき」と「毒出しうがい」で健康を守っていきましょう。

おわりに

超高齢社会だからこそ誰でもできるケアを！

前著『歯科医が考案　毒出しうがい』を出してから、これまで以上に多くの方々の前でお話しさせていただく機会が増えました。これまでメインにしていたテレビやラジオといったメディアを通じての活動は、視聴者のみなさんから寄せられる感想にタイムラグが発生するものでしたが、講演という形態ではダイレクトに会場の反応をキャッチすることができます。質疑応答の場を通して、新しい発見や出会いが数えきれないほどありました。

本書を作るきっかけは、健康をテーマにしたある講演会でこんな質問を受けたことに端を発しています。

「妻が長いこと胃瘻（胃ろう）なんですが、先日、誤嚥《ごえん》性肺炎を起こして入院しました。口から食べ物をとっていないから歯みがきはしなくてよいものだと思い込んでいましたが……違うのですね。介護をする立場としてどんなケアをしてあげたらよいのかわからず、途方に暮れています」と。

ご自身も80歳を優に超えているであろうと思われるその男性が、目に涙を浮かべながらお話しされていたシーンは今でも私の脳裏に焼きついています。

「私たち歯科医が当たり前と思っている情報が、まだまだ生活者の耳に届いていない」

「誰にでも簡単に安全にチャレンジできるケアの仕方を提案することが、さまざまな境遇にある方々の助けになるかもしれない」

そんな気持ちを、この一冊にぎゅっと詰め込みました。

超高齢社会を突き進む日本では、経済だけでなく医療の面でも未知なる課題に日々直面しています。昭和のはじめには50歳そこそこだった平均寿命が飛躍的に延び、当然ながら歯の寿命についても私たち歯科医療従事者が真剣に考えなくてはならない時期に差しかかっています。

よかれと思って行った処置が歯の寿命を縮めるようでは本末転倒ですから、治療のファーストタッチがいかに大事かというディスカッションは、ここ数年あらゆる学会で交わされるようになってきました。

みなさんにとって身近な歯のトラブルである虫歯は、人体で最も硬い組織であるエナメル質に穴が開いてしまうことから始まります。穴が開いたら当然ふさがなくてはなりませんが、強固できれいな天然の歯に勝る材料はそうそうありません。所詮《しょせん》、何を入れても代用品なのですから、これまでと同じ生活習慣やお手入れを繰り返していたら、同じ場所からもっと早いスパンで新たな虫歯ができる可能性があるのです。一度治療した場所から再発する虫歯を専門用語で「二次う蝕《しょく》」と呼ぶのですが、大人の虫歯の大半はこれが原因です。しかしながら臨床の現場でお会いする患者さんのほとんどは、ご自身の歯が弱いからまた虫歯になったのだと思われていることが圧倒的に多いように見受けられます。

最初に虫歯ができた原因を探り、問題解決しているか？

穴をふさぐ際には再発防止を考慮したか？　ただでさえみがきにくい場所に、さらに汚れを吸着しやすい材質を選んではいなかったか？

こんな風に理屈を説明すればどなたにでも容易に理解できることがきちんと伝わっていないから、真の意味での『予防』という概念が浸透していかないのだなと痛感します。

さまざまな人の治療を通して思いついたガーゼケア

私が不織布《ふしょくふ》ガーゼを臨床で使い始めたのは約20年前です。

大学病院に勤務していた頃は、学会に行く費用などを捻出するために実にたくさんのアルバイトに行きました。

クリニックによって備品もさまざまですから、歯石をとる器具はあってもプラーク（歯垢《しこう》）を除去するブラシはない。あってもヤニとり用の硬い毛先のものだけで、これではこのおばあちゃんの歯が余計に傷ついてしまう……さて、困ったなぁ。

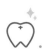

そんなときにはガーゼでていねいにぬめり汚れを拭《ぬぐ》い、歯間ブラシやデンタルフロスの使い方をレクチャーすることで解決してきました。

始めてみてわかったのですが、どう頑張っても歯ブラシがうまく使いこなせない方や無駄な力が入りすぎてしまう方に効果絶大でした。指で直に触れることで自分の歯を立体的に捉え、どんな凹凸があるか、どこに汚れが残りやすいかを感覚でつかむことができるからです。

そんな一風変わった私の指導法を聞きつけ、シェーグレン症候群で口腔乾燥に悩まれている患者さんが「痛いのを我慢して、毎日泣きながら歯ブラシを当てているんです」と相談に来られたこともありました。このときは水で湿らせたガーゼを小さく切って使うことで、つらい症状を乗りきってもらいました。

本業である口腔がんの術後リハビリを行う外来（顎顔面補綴学《がくがんめんほてつがく》）では、お口をうまくゆすげない患者さんのためにガーゼやスポンジを活用していましたから、それを一般の患者さんにも応用しただけのことです。

「環境が人を変える」とは留学に旅立つ仲間が残していった印象深いひと言なのですが、私の歯科医師人生はまさにこうした環境に触れたことから万華鏡のような色合いになりました。

同じ位置からでも、角度を変えると異なる景色が見えることがある。人間はひとりひとり違うのだから、大切な歯と長いおつき合いをするためのケア方法をそれぞれが見つけて欲しい。

これが、患者さんとともに人生100年時代を生きる私のテーマです。本書がまだ見ぬ誰かの気持ちを、ほんの少し楽にできるなら幸いです。

照山裕子

歯科医が考案
毒出し歯みがき

発行日　2020年1月29日　第1刷

著者　照山裕子

本書プロジェクトチーム
編集統括　柿内尚文
編集担当　小林英史、菊地貴広
編集協力　鷲頭文子、石川守延
デザイン　鈴木大輔、江﨑輝海（ソウルデザイン）
撮影　三好宣弘（RELATION）
ヘアメイク　平塚美由紀
モデル　楠永朱理
イラスト　木村スノピ
校正　柳元順子
DTP　山本秀一、山本深雪（G-clef）

営業統括　丸山敏生
営業担当　石井耕平
プロモーション　山田美恵、林屋成一郎
営業　増尾友裕、池田孝一郎、熊切絵理、大原桂子、桐山敦子、網脇愛、渋谷香、寺内未来子、櫻井恵子、吉村寿美子、矢橋寛子、遠藤真知子、森田真紀、大村かおり、高垣真美、高垣知子、柏原由美、菊山清佳

編集　舘瑞恵、栗田亘、村上芳子、大住兼正、千田真由、生越こずえ、名児耶美咲
講演・マネジメント事業　斎藤和佳、高間裕子、志水公美
メディア開発　池田剛、中山景、中村悟志、長野太介
マネジメント　坂下毅
発行人　高橋克佳

発行所　株式会社アスコム

〒105-0003
東京都港区西新橋2-23-1　3東洋海事ビル
編集部　TEL：03-5425-6627
営業部　TEL：03-5425-6626　FAX：03-5425-6770

印刷・製本　中央精版印刷株式会社

Printed in Japan ISBN 978-4-7762-1068-9